国家"十二五"重点图书

颅脑外科疑难病例荟萃

主　编　张懋植　杨海峰

北京大学医学出版社

LUNAO WAIKE YINAN BINGLI HUICUI

图书在版编目（CIP）数据

颅脑外科疑难病例荟萃/张懋植，杨海峰主编. —北京：
北京大学医学出版社，2016. 1
ISBN 978-7-5659-1141-5

Ⅰ．①颅… Ⅱ．①张… ②杨… Ⅲ．①颅脑损伤–
神经外科学–病案–汇编 Ⅳ．①R651.1

中国版本图书馆CIP数据核字（2015）第136094号

颅脑外科疑难病例荟萃

主　　编：张懋植　杨海峰
出版发行：北京大学医学出版社
地　　址：（100191）北京市海淀区学院路38号　北京大学医学部院内
电　　话：发行部 010-82802230；图书邮购 010-82802495
网　　址：http：//www.pumpress.com.cn
E - m a i l：booksale@bjmu.edu.cn
印　　刷：北京强华印刷厂
经　　销：新华书店
责任编辑：刘　燕　　责任校对：金彤文　　责任印制：李　啸
开　　本：889mm×1194mm　1/16　印张：12.5　字数：375千字
版　　次：2016年1月第1版　2016年1月第1次印刷
书　　号：ISBN 978-7-5659-1141-5
定　　价：125.00元

主编介绍

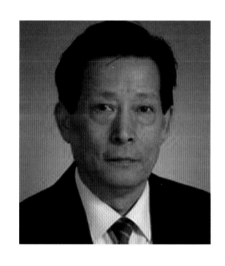

张懋植，男，主任医师，教授，硕士研究生导师，我国显微神经外科的奠基者及开拓者。毕业于首都医科大学医疗系（原北京第二医学院），曾担任首都医科大学附属北京天坛医院神经外科主任医师、中华医学会神经外科分会神经肿瘤专业组副组长、中国抗癌协会神经肿瘤专业委员会常委、北京市抗癌协会理事、中国科学技术学会医疗咨询鉴定委员会首席专家。

张懋植教授从事神经外科工作38年，对颅内肿瘤，特别是幕上肿瘤、脑胶质瘤的诊断和治疗有着丰富的临床经验。擅长幕上脑肿瘤的治疗，在脑膜瘤、胶质瘤、成人颅咽管瘤、垂体瘤等颅内肿瘤的微创治疗上代表了国内顶级水平。

20世纪80年代，他开始探索微骨孔手术；90年代初，在国内首创眉弓入路（眶上锁孔入路）治疗鞍区肿瘤，取得了良好的治疗效果。近几年来，张懋植教授致力于微创神经外科技术的研究和临床应用，并在国内进行广泛交流和推广。张懋植教授主持或参加过国家、北京市的15项课题并多次获奖，其中"微创神经外科技术平台的建立及临床应用"获2005年北京市科技进步一等奖。

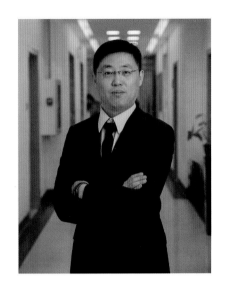

　　杨海峰，男，副主任医师，副教授，凤凰医疗集团北京市健宫医院神经外科主任，北京京煤集团总医院神经外科主任。

　　杨海峰师从我国著名神经外科专家张懋植教授、王硕教授、杨俊教授、林松教授、王贵怀教授，擅长颅脑肿瘤、脑血管病、脊髓肿瘤、脑积水、颅脑外伤手术，临床经验丰富，手术技能精湛。复杂颅脑肿瘤、脑血管病、脊髓肿瘤手术经验超过 1000 例；尤其擅长微创入路切除颅内胶质瘤、脑膜瘤、垂体瘤、神经鞘瘤，翼点入路、额外侧入路夹闭颅内动脉瘤，椎板切开复位术切除椎管内肿瘤；参与微探头多普勒超声、吲哚菁绿造影在颅内动脉瘤术中应用的推广工作，以及椎板切开复位术在临床上的应用及推广，参与主编脊髓手术方面的著作《脊髓神经外科手术技术图谱》。

前　言

　　近年来神经外科有了快速发展，手术设备逐渐更新，如术中导航、术中磁共振、术中造影等已快速推出并逐渐普及；新的手术观念被不断提出，如微创神经外科、精准神经外科理念逐渐被认可并深入人心。神经外科的书籍也不断出版，内容包括神经解剖的精细研究，疾病的原理、分类和手术入路设计，导航及辅助设备的应用等。这些书籍绝大多数阐述常见神经外科疾病的发病原理、诊断原则和治疗方案，但在神经外科领域仍有一些难以诊断、少见、复杂的病例，对这些疾病的诊断和治疗，仍需要汇总大量的临床经验，进而提高诊断水平，减少术前误诊和治疗失误。本书是作者从医40年的经验积累，从上万宗病例中精选了疑难病例，将术中所见及术后病理所做的手术笔记汇总而得。有些罕见的术前影像及术中图片是非常珍贵的资料。本书多数的病例回顾主要集中于肿瘤的定性诊断，同时兼顾手术入路的选择。目前，国内外尚无相关方面的书籍，希望本书能够对广大神经外科工作者有所帮助，能够有助于我国神经外科医生提高诊断水平和拓宽治疗思路。

目　录

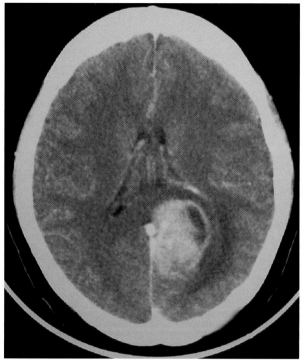

图 1-7 术前 CT 增强

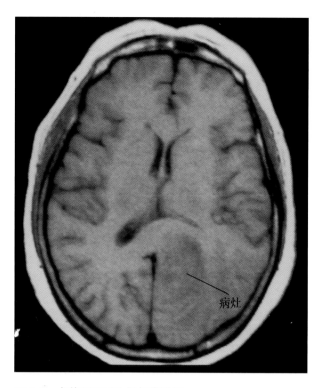

图 1-8 术前 MRI T1 加权像平扫

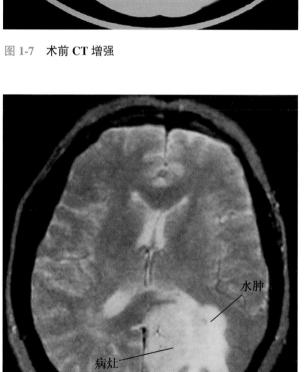

图 1-9 术前 MRI T2 加权像

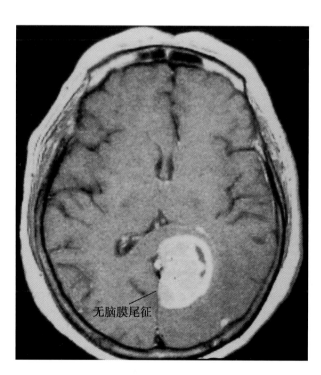

图 1-10 术前 MRI T1 加权像增强

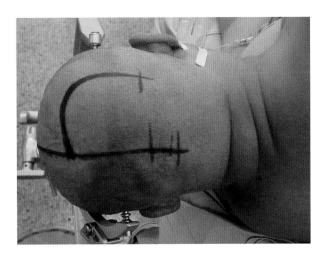

图 1-11　反侧入路

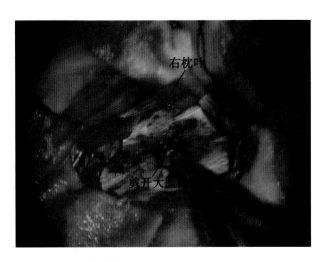

图 1-12　剪开大脑镰

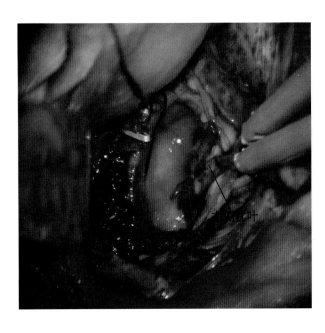

图 1-13　肿瘤边界清楚

术后病理：星形细胞瘤（Ⅱ级）。

术后回顾：本例为枕叶内侧大脑镰旁病变，形态较规整，无脑膜强化，表现为非典型脑膜瘤，不能排除胶质瘤。患者为老年女性，亦不能排除转移瘤。最终诊断需病理证实。在手术入路的选择上，由于本例病变位于大脑镰旁，可行对侧入路，即从病灶对侧开颅，牵开病灶对侧脑叶，剪开大脑镰，切除病变。对侧入路的优点在于手术视角比同侧入路更大，同时牵开对侧正常的脑组织，对病变侧脑组织干扰更小，适用于大脑镰旁中等大小的脑膜瘤和胶质瘤。

病例3

病例资料：患者，女，16 岁，阵发性头痛、头晕 20 天。

术前诊断：左侧三角区脑膜瘤？

手术过程：术前 CT 检查示左侧枕角三角区高密度，CT 值为 146（图 1-14）。MRI T1 加权像示三角区等信号占位，轮廓不清，病变不均匀，轻度增强（图 1-15、1-16）。T2 加权像呈略高信号，轮廓较 T1 加权像更为清晰。术中取右顶枕中线处开颅，剪开枕叶处大脑镰。见对侧灰红色肿瘤，基底位于部分脑室壁，内有钙化。肿瘤与周围组织部分边界不清，质地中等。分块切除肿瘤后，肿瘤体积缩小，沿肿瘤大致边界全部切除肿瘤。

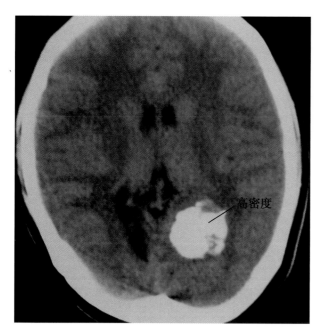

图 1-14　**术前 CT 检查**

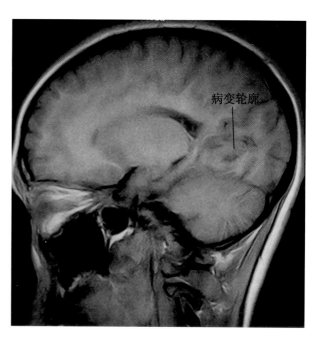

图 1-15　**术前 MRI T1 加权像平扫**

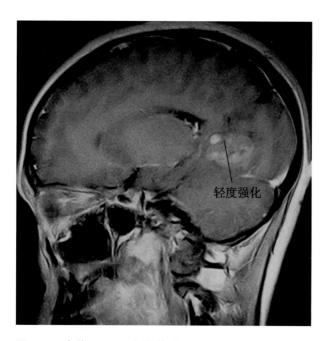

图 1-16　**术前 MRI T1 加权像增强**

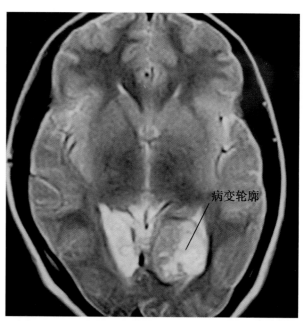

图 1-17　**术前 MRI T2 加权像**

　　术后病理：少枝胶质细胞瘤。

　　术后回顾：本例病变为脑室三角区附近病变，病变增强不明显，轮廓不是很清楚，考虑不是典型脑膜瘤表现。术前考虑有胶质瘤的可能性，但体积较大的胶质瘤多伴有水肿，且占位效应明显，故本例不符合。本例术中所见及术后病理证实为胶质瘤。鉴别皮质表面的脑膜瘤与胶质瘤可通过脑膜尾征、白质塌陷征、宽基底、毛刺征及指状水肿来综合判定。但对于脑内深部病变、近脑室枕角处病变，上述指征都不适用，肿瘤的轮廓和强化程度更有说服力。术前较难做出明确诊断。本例病变因其离中线距离较近，故手术选用对侧入路，切开大脑镰后可见对侧肿瘤，手术视角较同侧为佳。

磁共振波谱（magnetic resonance spectroscopy，MRS）对于胶质瘤的鉴别诊断具有一定意义，Cho峰上升、Naa峰下降是胶质瘤的特征性表现。如分子标志物1p/19q联合缺失，则预后较好，推荐化疗或联合放化疗。

病例4

病例资料：患者，女，39岁，视物不清3年，头痛、呕吐1年。

术前诊断：小脑幕切迹脑膜瘤可能性大。

手术过程：术前头部MRI T1加权像示第三脑室后实性等信号病变，病变均匀明显强化（图1-18、1-19），小脑幕基底无强化。T2加权像示肿瘤呈高信号，内有血管流空（图1-20）。

手术取侧俯卧位，从后纵裂入路轻轻拉开枕叶，见上矢状窦。进一步分离枕叶，见肿瘤组织（图1-21）。肿瘤呈紫红色，质软，血供非常丰富。先分块切除肿瘤，待肿瘤体积缩小后，仔细分离肿瘤边界，完整切除肿瘤。见大脑大静脉、大脑内静脉保护完好。

术后病理：松果体瘤。

术后回顾：术前影像学检查示肿瘤等T1、短T2信号，位于小脑幕及小脑幕切迹区域，但小脑幕基底无增强，即无脑膜尾征，故术前仍考虑脑膜瘤可能性大。松果体区肿瘤以生殖细胞瘤多见，实质性肿瘤少见。松果体细胞瘤边界规则、清楚，没有分叶，可有钙化，肿瘤增强均匀一致。术前影像学表现与脑膜瘤类似，有无脑膜尾征可供鉴别。

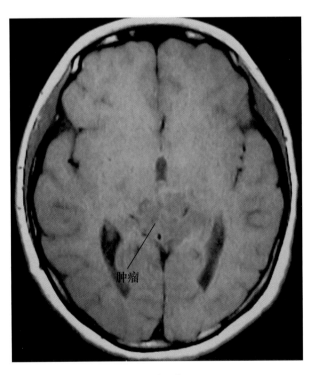

图1-18　术前MRI T1加权像平扫

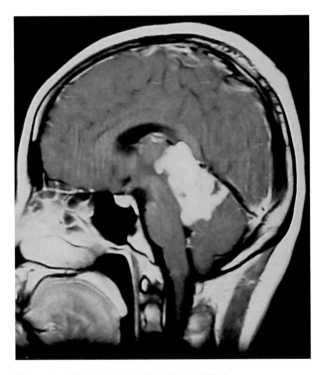

图1-19　术前MRI T1加权像矢状位增强

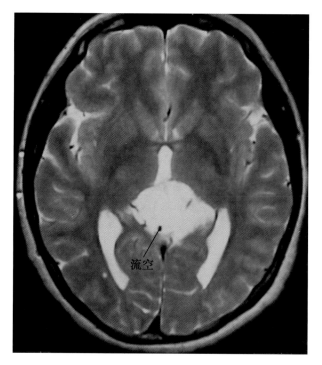

图 1-20 术前 MRI T2 加权像

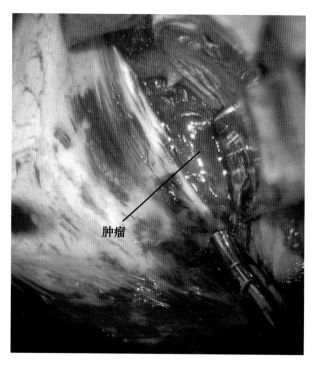

图 1-21 显露肿瘤

病例5

病例资料：患者，女，53 岁，间断性头痛 2 年，嗜睡 1 个月。查体可见眼底水肿。

术前诊断：第三脑室后脑膜瘤？松果体瘤？生殖细胞瘤？

手术过程：术前 MRI 示第三脑室后部等信号病变，形态较规整，病变明显均匀一致增强（图 1-22、1-23）。T2 加权像清晰显露大脑内静脉、大脑大静脉与肿瘤紧邻（图 1-24）。手术取左 Poppen 入路，缓慢抬起枕叶，显露肿瘤轮廓（图 1-25）。剪开小脑幕，进一步显露肿瘤及周围组织（图 1-26）。先分块切除肿瘤，待肿瘤体积逐渐缩小后，清晰可见大脑内静脉和大脑大静脉。小心保护上述结构。肿瘤切除完毕后打开第三脑室。

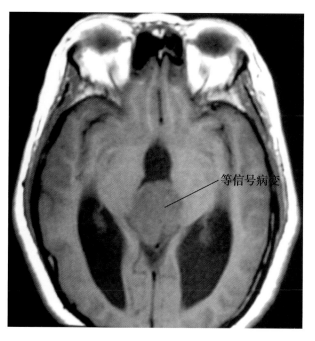

图 1-22 术前 MRI T1 加权像平扫

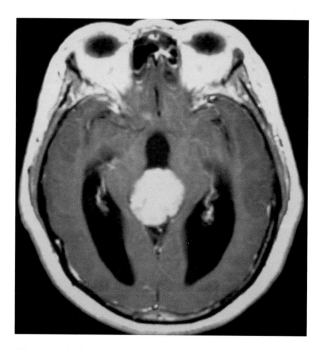

图 1-23 术前 MRI T1 加权像增强

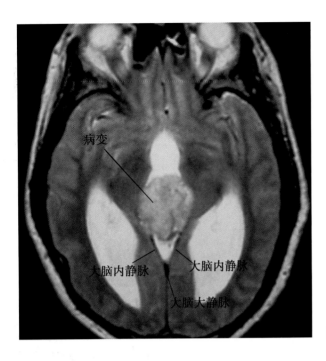

图 1-24   术前 MRI T2 加权像

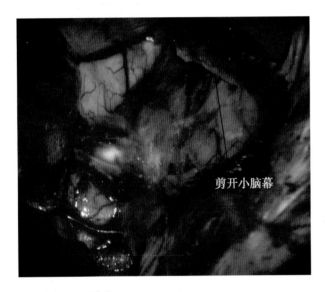

图 1-26   显露肿瘤

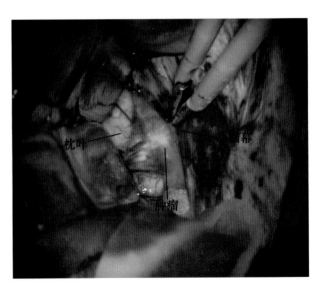

图 1-25   左 Poppen 入路

术后病理：松果体细胞瘤。

术后回顾：松果体区的肿瘤属于少见的肿瘤，包括生殖细胞肿瘤（起源于残留的生殖细胞）、星形细胞瘤（起源于胶质细胞）、脑膜瘤（起源于蛛网膜细胞）、松果体细胞瘤和松果体母细胞瘤（起源于松果体腺组织）。按照常见程度依次为生殖细胞瘤、畸胎瘤、胶质瘤、脑膜瘤和松果体细胞瘤。如为典型的影像学表现，可在术前做出较明确的判断。术前常需通过肿瘤标记物检查、临床表现及年龄做出综合判断。

病例6

病例资料：患者，男，36 岁，间断性意识丧失伴四肢抽搐 4 个月。

术前诊断：右顶脑膜瘤伴卒中。

　　手术过程：术前 CT 检查示高密度类圆形病变，无增强（图 1-27）。MRI T1 加权像示均匀高信号，边界清楚，病变无强化（图 1-28）。T2 加权像呈低信号，边界清楚，肿瘤内似有膜样结构（图 1-29）。术中见病变与硬脑膜无关联，表面黄染（图 1-30）。沿病灶边缘分离，见病灶与周围脑组织边界较清楚，沿边界整块切除病灶。标本包膜完整，病灶内部为巧克力色物质，质韧（图 1-31）。

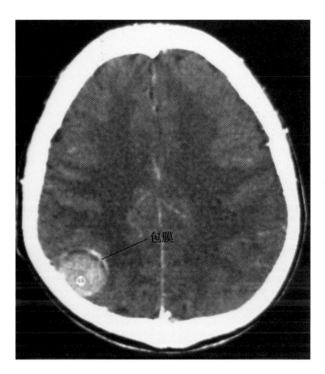

图 1-27　术前 CT 增强

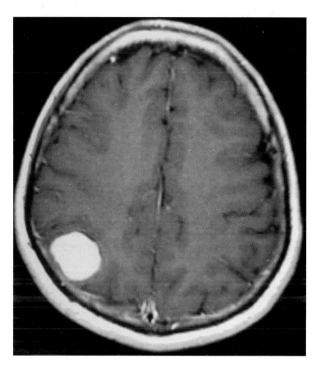

图 1-28　术前 MRI T1 加权像增强

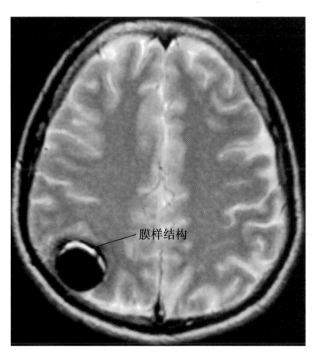

图 1-29　术前 MRI T2 加权像

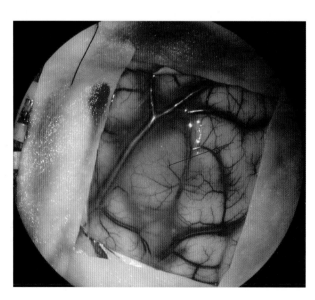

图 1-30　病灶表面

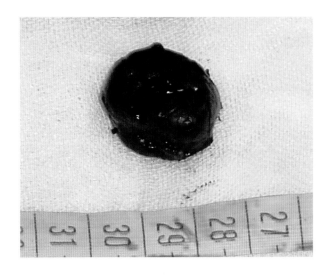

图 1-31   病变标本

术后病理：血管畸形。

术后回顾：本例术前病变位于近硬膜处，病变信号均匀一致，但病变无强化，无脑膜尾征，不是典型的脑膜瘤。术前考虑脑膜瘤伴卒中。若为血管畸形，应有较明显的流空血管影像。术中证实病变与硬脑膜无关联。术中可见病变包膜完整，采取整块切除。肿瘤内容物为巧克力样物质，为血肿机化组织。术后病理证实为血管畸形。本例考虑为静脉扩张形成静脉湖之类的病变。对于此类非典型病变，如周围水肿不明显，可行磁共振动脉造影术（magnetic resonance arteriogaphy，MRA）或数字减影血管造影术（digital subtraction angiography，DSA）检查，明确是否为血管性病变。治疗仍以手术切除为主。

第二节   疑诊胶质瘤

病例7

病例资料：患者，男，46 岁，头晕、下肢乏力 2 周。

术前诊断：右额胶质瘤？脑膜瘤？

手术过程：术前 CT 检查示中线旁低密度占位，边缘有高密度影，考虑为钙化，病灶无强化（图 1-32）。术前 MRI 检查示中线旁混杂信号占位，病变及边缘无强化，脑膜无强化（图 1-33、1-34）。术前根据病变与冠状缝及中线的位置关系画出体表投影，行小直切口（图 1-35）。用骨膜牵开器牵开并暴露硬脑膜。剪开硬脑膜并进一步分开蛛网膜，见肿瘤轮廓及肿瘤表面钙化（图 1-36）。切开肿瘤后见肿瘤内容物为碎屑样物质，分块全切肿瘤，可见肿瘤下方皮质静脉保护完好（图 1-37）。术后 8 天患者发生迟发性血肿（图 1-38）。

术后病理：表皮样瘤（胆脂瘤）。

术后回顾：本例术前 CT、MRI 上表现既不是典型胶质瘤，也不是典型脑膜瘤。少枝胶质细胞瘤、脑膜瘤均可有钙化。但胶质瘤多为混杂信号，不均匀增强；脑膜瘤多为等信号，均匀增强，有脑膜强化。本例术前影像学表现不典型。术中在准确定位下行小切口，术中及术后病理证实为表皮样瘤（又名胆脂瘤）。MRI 抑脂像有助于诊断。胆脂瘤主要位于小脑脑桥角区，具有见缝就钻的特性，亦可位于鞍区及脑内。本例术后 8 天，术区发生迟发性血肿，为胆脂瘤特征性表现。胆脂瘤的化学物质腐蚀肿瘤周围小动脉，切除肿瘤后动脉游离，动脉自身及脑脊液的抖动形成微血管瘤，发生破裂出血。胆脂瘤迟发性出血发生较晚，多见于手术 1～2 周后。所以对胆脂瘤患者要延长住院时间，警惕迟发性血肿的可能。

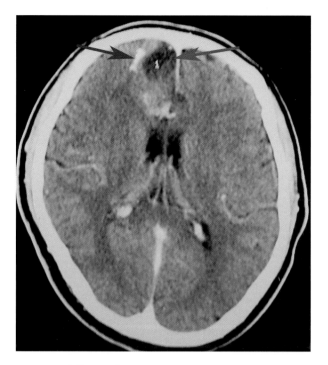

图 1-32　术前 CT 增强

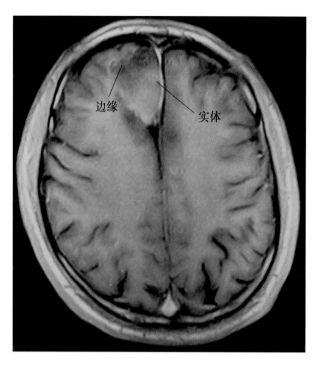

图 1-33　术前 MRI T1 加权像轴位增强

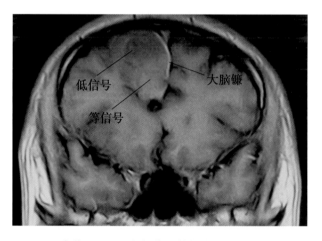

图 1-34　术前 MRI T1 加权像冠状位增强

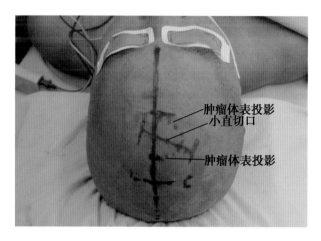

图 1-35　小直切口

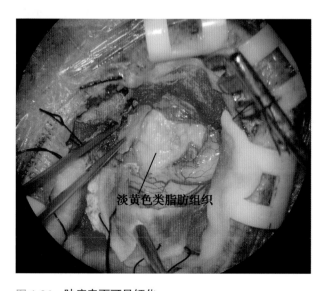

图 1-36　肿瘤表面可见钙化

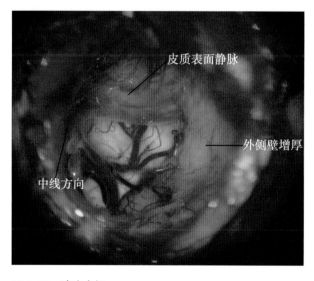

图 1-37　肿瘤全切

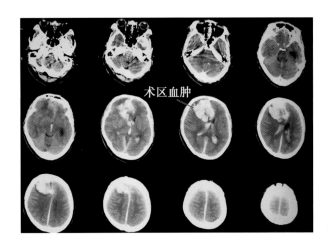

图 1-38   术后 8 天发生迟发性血肿

病例8

病例资料： 患者，女，2 岁，半个月前突然意识丧失，四肢抽搐 4 次。

术前诊断： 右颞胶质瘤？生殖细胞瘤？

手术过程： 术前 CT 检查可见肿瘤、钙化、水肿（图 1-39）。术前 MRI 检查示肿瘤呈略低信号，肿瘤边界有强化，瘤周水肿明显（图 1-40 ~ 1-42）。取左侧卧位，从右颞顶开颅，采取脑沟入路。进入皮质下，沿肿瘤边界分离肿瘤组织。术中见病变韧，为纤维样组织，内有沙砾样钙化，肿瘤血供中等。沿肿瘤周边完整切除肿瘤组织（图 1-43）。

术后病理： 海绵状血管瘤。

术后回顾： 本例为小儿脑叶内占位，水肿明显，有钙化。生殖细胞瘤可位于基底节区及大脑半球内，可伴有钙化，水肿多不明显，强化多不均匀。海绵状血管瘤可位于基底节区及脑叶内，可有点状钙化，在 MRI T2 加权像上表现为典型低信号环绕，水肿不明显。少枝胶质细胞瘤钙化多见，水肿明显。 故术前诊断考虑为少枝胶质细胞瘤或生殖细胞瘤。术中及术后病理证实为海绵状血管瘤。术前影像学检查 T2 加权像上无典型表现，水肿明显，这些都不支持海绵状血管瘤。可见，部分海绵状血管瘤为非典型影像学表现。

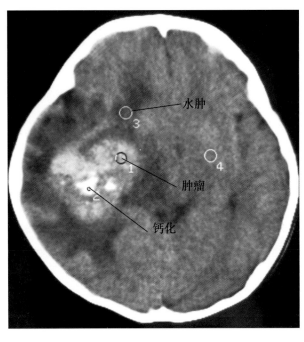

图 1-39   术前 CT 检查

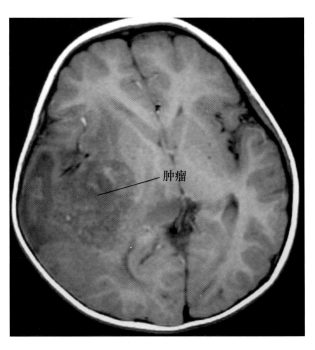

图 1-40   术前 MRI T1 加权像平扫

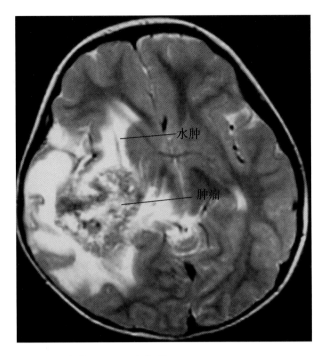

图 1-41 术前 MRI T2 加权像

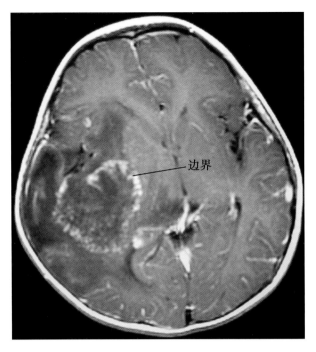

图 1-42 术前 MRI T1 加权像增强

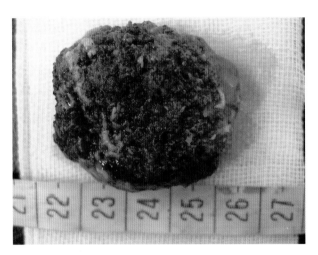

图 1-43 肿瘤标本

病例9

病例资料：患者，男，35 岁，头痛 10 天，走路不稳 3 天。

术前诊断：小脑半球星形细胞瘤。

手术过程：术前 CT 检查示左侧小脑半球外侧囊性病变，不均匀强化（图 1-44）。MRI 检查示病灶不均匀信号，强化不均匀（图 1-45、1-46）。行右侧卧位，左侧耳后直切口入路。剪开硬脑膜即见病变表面呈灰红色，边界不清，血供丰富，脑组织张力高（图 1-47）。分块切除肿瘤后，逐步分离肿瘤大致边界，全切肿瘤。

术后病理：髓母细胞瘤。

术后回顾：小脑半球肿瘤多为胶质瘤或血管网织细胞瘤，本例术前诊断为小脑半球星形细胞瘤。髓母细胞瘤主要位于小脑蚓部，但可向小脑半球生长，少部分髓母细胞瘤完全生长在小脑半球。本例为成人小脑半球实性髓母细胞瘤，临床少见。髓母细胞瘤的治疗仍以手术切除为主，辅以放疗、化疗，但预后仍很差，基因靶向治疗是可选择的治疗方式。

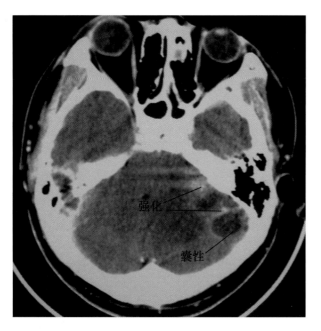

图 1-44 术前 CT 增强

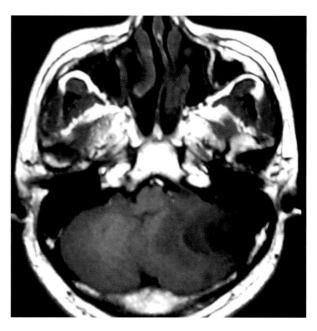

图 1-45 术前 MRI T1 加权像平扫

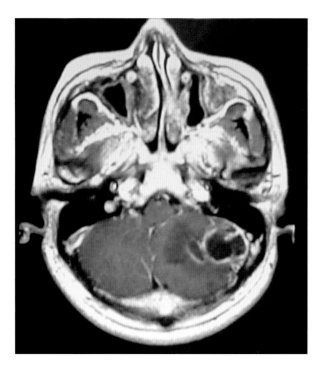

图 1-46 术前 MRI T1 加权像增强

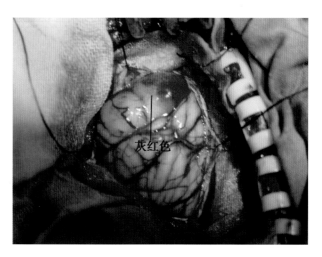

图 1-47 肿瘤表面

病例10

病例资料： 患者，女，18岁，间断性意识丧失伴四肢抽搐2周。

术前诊断： 左枕胶质瘤。

手术过程： 术前CT检查示左枕部低密度占位，无水肿，病灶无增强（图1-48）。MRI检查示病灶无增强，周围无水肿，无占位效应（图1-49、1-50）。患者取右侧卧位，在Mark定位下行小直切口，小骨窗开颅（图1-51）。术中见术野中央脑回略肿胀，呈浅白色（图1-52）。沿肿瘤大概边界分离，见肿瘤边界清楚，血供不丰富（图1-53）。全切肿瘤，内容物为银屑样组织（图1-54）。

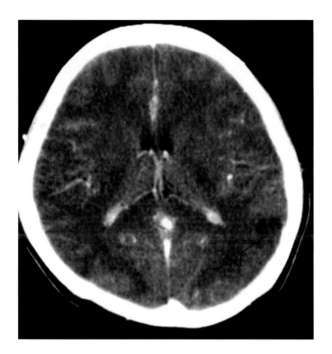

图 1-48 术前 CT 增强

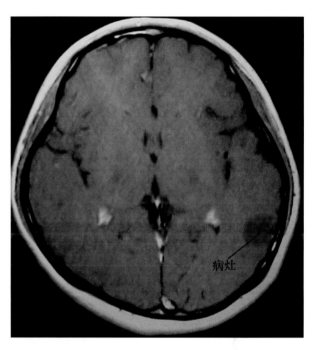

图 1-49 术前 MRI T1 加权像增强

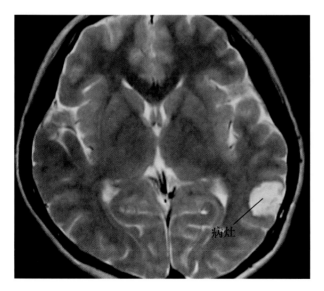

图 1-50 术前 MRI T2 加权像

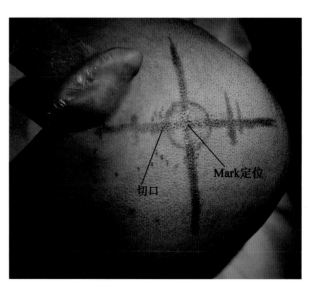

图 1-51 采取小直切口

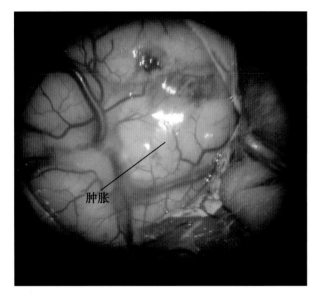

图 1-52 脑回肿胀

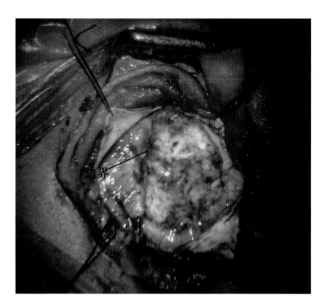

图 1-53 病灶轮廓

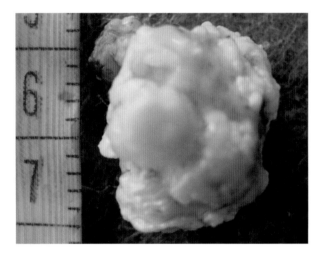

图 1-54 标本内容物

术后病理：表皮样瘤（胆脂瘤）。

术后回顾：本例为枕叶占位，术前 CT 及 MRI 检查示病变边界较清楚，无水肿，无占位效应。因胶质瘤发病率相对较高，故首先考虑低级别胶质瘤。表皮样瘤多位于小脑脑桥角区及鞍区，脑实质内表皮样瘤相对少见，在脑实质内额叶相对多见，多位于额叶靠中线区，可位于单额叶或双额叶。枕叶表皮样瘤临床少见。MRI 波谱分析有助于鉴别胶质瘤与胆脂瘤。若碰到类似病变，术前要想到胆脂瘤的可能。

病例11

病例资料：患者，男，31 岁，发作性幻视 3 年，意识丧失发作 2 次。

术前诊断：少枝胶质瘤？脑膜瘤？海绵状血管瘤？

手术过程：头部 CT 检查示左额颞高密度占位，内有钙化影（图 1-55）。MRI 检查示略低信号病变，内有混杂信号，边界清楚，似脑外病变，病灶明显增强（图 1-56）。T2 加权像示肿瘤边界清楚（图 1-57）。MRA 检查示同侧大脑中动脉受压上抬（图 1-58）。取左额颞小弧形切口开颅。分离侧裂，逐步显露肿瘤（图 1-59、1-60），见中动脉分支额顶升支跨过肿瘤。进一步分离暴露肿瘤，沿肿瘤边界全切（图 1-61）。术中小心保护大脑中动脉分支，术后可见大脑中动脉分支保护完好。

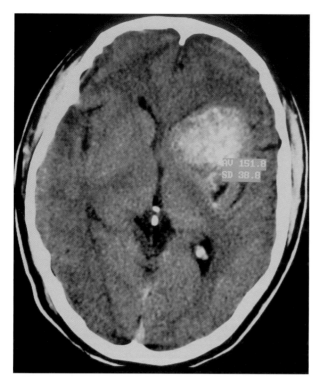

图 1-55　术前 CT 检查

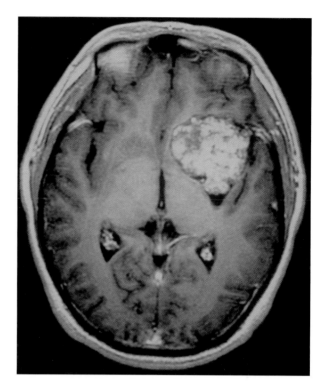

图 1-56　术前 MRI T1 加权像增强

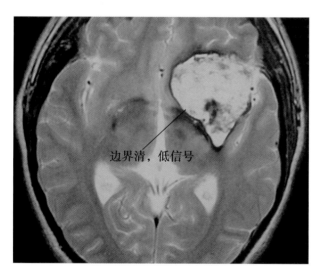

图 1-57　术前 MRI T2 加权像

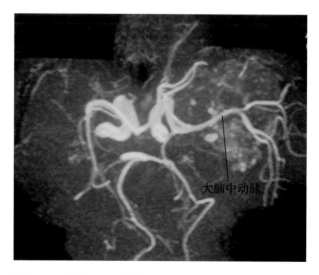

图 1-58　术前 MRA 检查

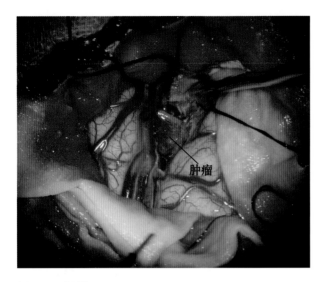

图 1-59　显露

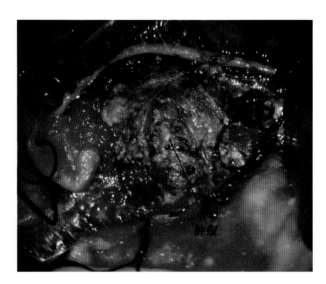

图 1-60　暴露肿瘤

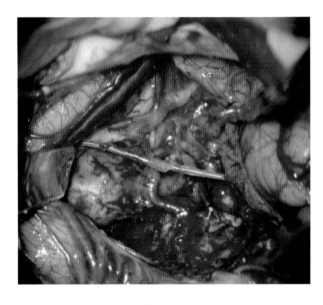

图 1-61　肿瘤全切

术后病理：海绵状血管瘤。

术后回顾：本例术前诊断有如下几个线索：① MRI 检查似脑外病变——诊断脑膜瘤。② CT 检查示点条状钙化——诊断少枝胶质细胞瘤。③ MRI T2 加权像显示环状低信号——又似海绵状血管瘤。本例为非典型海绵状血管瘤的术前表现，病理需术中及术后证实。病灶位于侧裂，尽量分离侧裂显露肿瘤，保护外侧裂中动脉分支。

病例12

病例资料：患者，男，32 岁，视力下降 7 个月。无性功能下降，无多饮、多尿。

术前诊断：左侧视神经胶质瘤。

手术过程：入院前半年 CT 检查示左侧视神经增粗，鞍上池无肿瘤（图 1-62）。入院时头部 CT 检查示鞍上池等密度占位（图 1-63）。入院时头部 MRI 检查示鞍上池等信号占位，形态不规整，病变较均匀强化。病变偏左，视交叉受压上抬明显（图 1-64 ~ 1-66）。手术取左侧眉弓入路（图 1-67），小骨窗开颅。见肿瘤起源于左侧视神经管内口，较韧，其内部分较软。表面呈黄白色，中心较暗（图 1-68）。分块切除肿瘤，离断视交叉与视束。术中冰冻病理示"生殖细胞瘤"。通过手术示意图（图 1-69），可见肿瘤起源于左侧视神经管内口，与左侧视神经为一体。肿瘤侵犯视交叉及视束，下方为颈内动脉。于左侧视神经管内口处切除，离断视交叉中右 1/3（断端有残瘤），切断左侧视束（断端有残存瘤）。

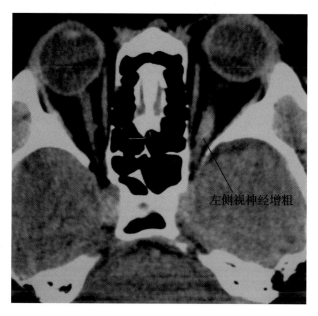

图 1-62　入院前半年 CT 检查

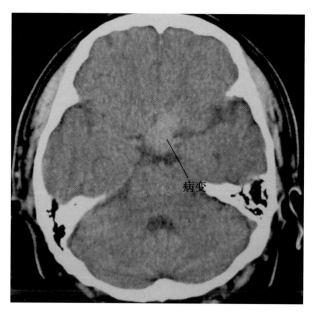

图 1-63　入院时头部 CT 检查

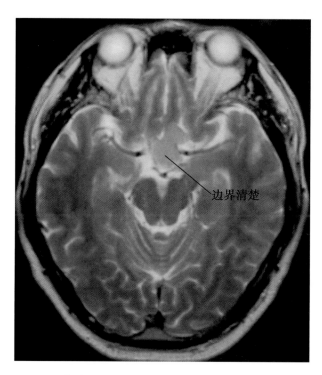

图 1-64　术前 MRI T2 加权像

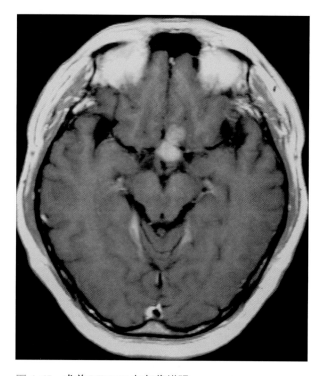

图 1-65　术前 MRI T1 加权像增强

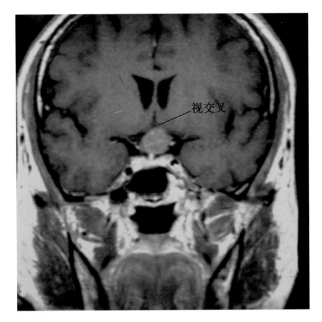

图 1-66　术前 MRI T1 冠状位 T1 加权像

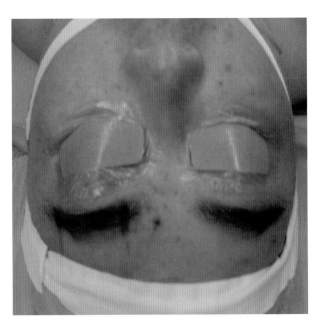

图 1-67　左侧眉弓入路

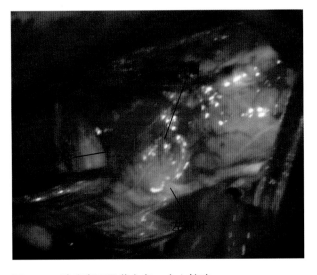

图 1-68　肿瘤表面呈黄白色，中心较暗

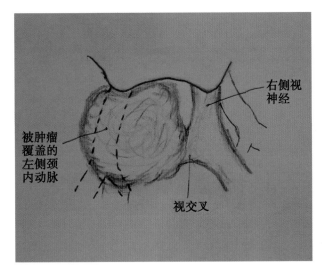

图 1-69　手术示意图

术后病理：生殖细胞瘤。

术后回顾：生殖细胞瘤主要位于松果体区和鞍上区，少数位于基底节和丘脑。鞍上区生殖细胞瘤的主要临床表现为多饮、多尿，女性发病率略多于男性。本病例影像学上无特殊表现。病变与视神经关系密切，术前较难诊断为生殖细胞瘤。术中见肿瘤完全起源于视神经，将肿瘤与同侧视神经离断，尽量保留对侧视神经和同侧视束，并尽量保留视力。

病例13

病例资料：患者，男，46 岁，1 个月前发作性肢体抽搐 1 次，查体无阳性体征。

术前诊断：扣带回星形细胞瘤。

手术过程：入院前 CT 检查示中线部位略高密度病变，病变均匀中度增强（图 1-70）。MRI 检查示低信号病变，胼胝体受压，考虑病变起源于扣带回（图 1-71、1-72）。增强 T1 加权像显示病变明显均匀增强，与周围脑组织边界较清楚（图 1-73、1-74）。取右额顶开颅，将皮瓣翻向前方，在中线上钻孔。轻拉开额顶叶内侧面，逐步暴露肿瘤（图 1-75）。进一步暴露肿瘤及中线结构，电灼下矢状窦，切开下矢状窦及部分大脑镰（图 1-76）。分离切除肿瘤与暴露肿瘤交替进行，将肿瘤分块全切，见下方胼胝体完好（图 1-77、1-78）。肿瘤大体标本呈僵蚕状，内容物呈血窦样。

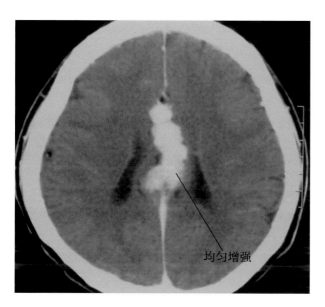

图 1-70　入院前 CT 增强

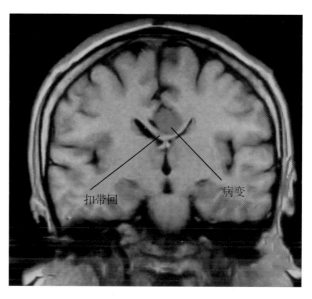

图 1-71　入院前 MRI 冠状位 T1 加权像

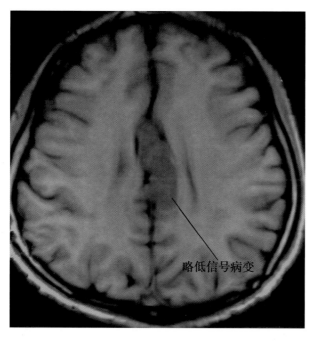

图 1-72　入院前 MRI 轴位 T1 加权像

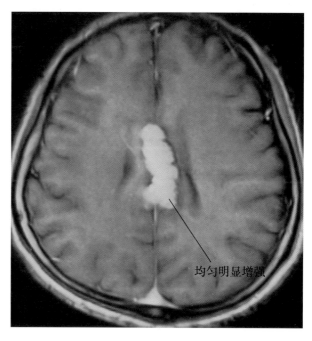

图 1-73　入院前增强轴位 MRI T1 加权像

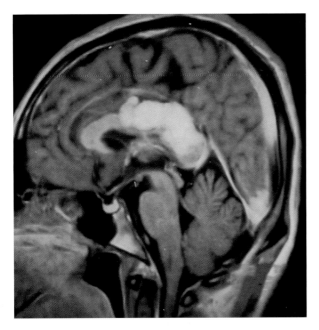

图 1-74 入院前增强矢状位 MRI T1 加权像

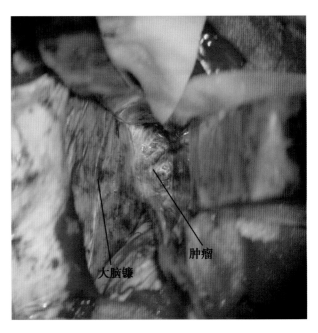

图 1-75 暴露肿瘤

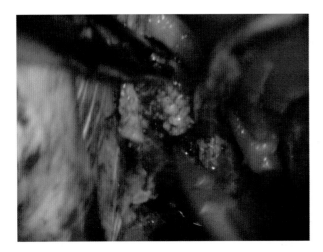

图 1-76 切开大脑镰

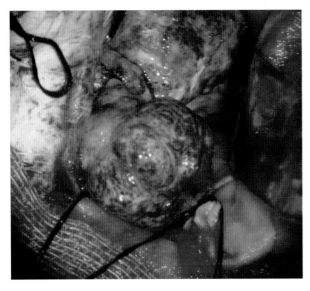

图 1-77 游离肿瘤

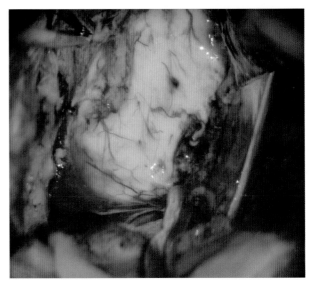

图 1-78 下方胼胝体完好

术后病理：海绵状血管瘤。

术后回顾：本例术前影像学检查见病变位于中线部位，在胼胝体上方。常见肿瘤考虑为星形细胞瘤，起源于扣带回，即扣带回星形细胞瘤。但术前影像亦有不支持之处，比如肿瘤与周围组织界限较清楚，均匀强化。术中见肿瘤为红色，包膜完整，表面有众多血管，与下矢状窦少量粘连。病理检查示"海绵状血管瘤"。海绵状血管瘤分为脑内海绵状血管瘤与轴外海绵状血管瘤。本例归为轴外海绵状血管瘤似乎更为合适。轴外海绵状血管瘤多位于鞍旁海绵窦区，其他部位可位于小脑幕、小脑脑桥角区或眶内等，均为罕见部位。是否手术取决于是否有占位效应，全切后预后良好。

病例14

病例资料：患者，女，32岁，头痛10年，无癫痫发作。

术前诊断：左顶枕星形细胞瘤。

手术过程：头部CT检查示左顶枕不均匀密度占位（图1-79）。头部MRI检查示左顶枕混杂信号占位，病灶边缘略强化，水肿不明显（图1-80、1-81）。行左顶枕马蹄形皮瓣，见肿瘤与周围组织有大概边界，沿肿瘤大概边界整块切除肿瘤（图1-82）。剖开病变标本，见包膜结构及银屑样物质。

术后病理：胆脂瘤。

术后回顾：本例术前诊断为左顶枕星形细胞瘤，病变边缘略强化，无水肿。按习惯性思维，星形细胞瘤为常见病变。但术中与术后病理均证实为胆脂瘤。胆脂瘤多发生于CPA区及鞍区，亦可发生于脑叶内，额叶、顶叶、枕叶均可为发生部位。MRI弥散加权成像（diffusion-weighted imaging，DWI）有助于鉴别胆脂瘤与蛛网膜囊肿。鉴别胆脂瘤与星形细胞瘤可行MRS检查。

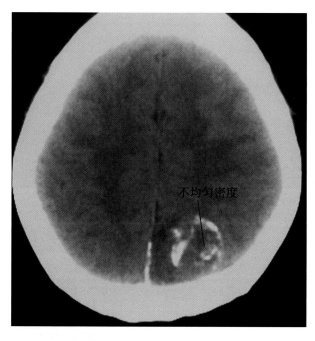

图1-79　术前CT检查

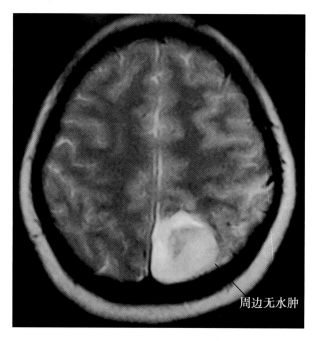

图1-80　术前MRI T2加权像

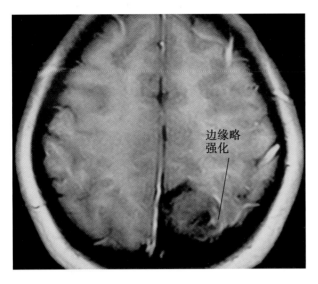

图 1-81　术前 MRI T1 加权像增强

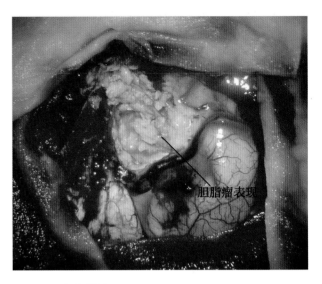

图 1-82　术中所见

病例15

病例资料：患者，女，26 岁，入院前 3 天抽搐，意识不清，每次抽搐发作 2 ～ 3 分钟。

术前诊断：胶质瘤？恶性肿瘤？

手术过程：术前 MRI 检查示左额顶交界处占位，形态不规整，不均匀增强，部分硬脑膜增强、增厚（图 1-83、1-84）。局部剃头后采取小弧形切口（图 1-85），行小骨窗开颅，见肿瘤与硬脑膜粘连，易分离（图 1-86）。肿瘤与脑有边界，周边分离 0.5cm 后，失去边界。肿瘤无包膜，血供十分丰富，质软。整块全切肿瘤。术中冰冻病理切片示"不除外胶质瘤"。

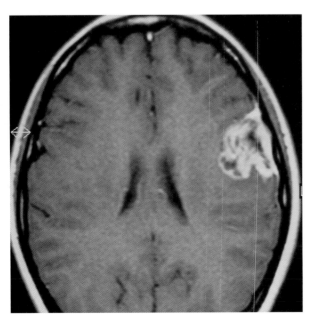

图 1-83　术前 MRI T1 加权像轴位增强

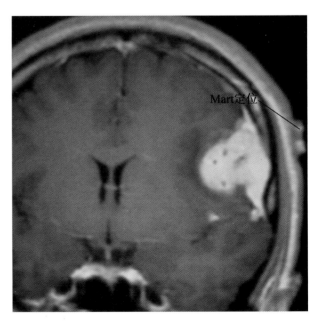

图 1-84　术前 Mark 定位

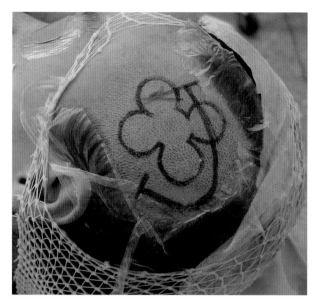

图 1-85 小弧形切口

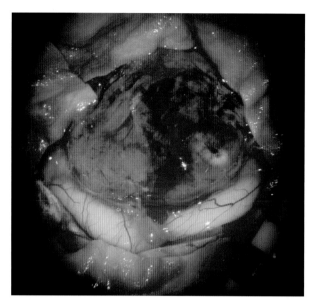

图 1-86 显露肿瘤

术后病理：室管膜瘤Ⅱ级。

术后回顾：本例病变术前影像检查显示病变似与脑膜有关联，但根据信号及形态，不考虑脑膜瘤，故考虑胶质瘤或其他少见恶性肿瘤。术后病理回报为室管膜瘤。室管膜瘤多发生于第四脑室内，亦可发生于脑实质内（称为异位室管膜瘤），多数发生于脑皮质内，病理包括室管膜瘤和间变室管膜瘤。在影像学上酷似胶质瘤表现。启示：如脑实质内肿瘤形态不规整，不均匀强化，近皮质区，则有室管膜瘤的可能，治疗亦以手术切除为主。

病例16

病例资料：患者，男，18 岁，入院前 3 天全身抽搐 20 分钟，伴意识丧失。

治疗前诊断：胶质瘤？炎症？

治疗过程：本例病例治疗前 CT 及 MRI 检查示左颞枕不均匀增强占位，水肿明显（图 1-87、1-88），无明确中耳炎及心内膜炎病史。考虑患者影像学检查水肿体积大，年龄较轻，非胶质瘤高发年龄，故给予抗感染治疗。抗感染治疗后，实体病灶及周围水肿明显减轻，接近消失（图 1-89、1-90）。

术后回顾：炎症与胶质瘤的鉴别在有些情况下是一个难题，比如患者没有明显的炎症病史，无其他原发病，影像学上无脑脓肿表现，而是类似于不均匀增强病灶。这时，抗感染治疗是一个较好的选择，配合使用甘露醇及抗感冒药，炎症多可控制。现在磁共振技术发展较快，MRS 有助于炎症与胶质瘤的鉴别诊断，脑脊液的检查结果亦有助于鉴别。启示：对术前不十分明确的疑似胶质瘤的病变，完善的影像学检查及抗感染治疗都是临床神经外科医生应该考虑到的。

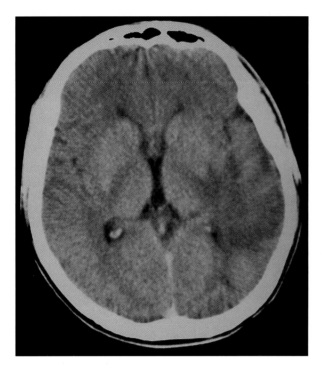

图 1-87   治疗前 CT 检查

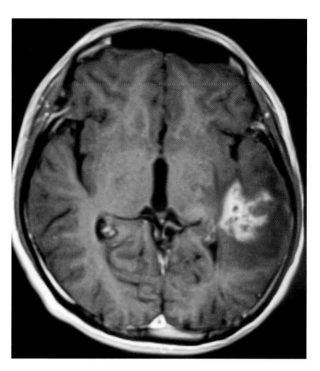

图 1-88   治疗前 MRI T1 加权像增强

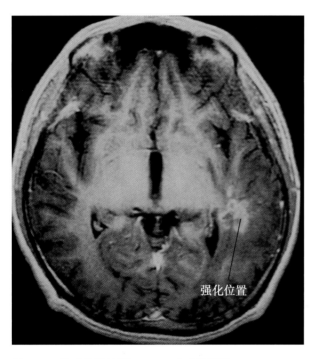

图 1-89   抗感染治疗后 MRI T1 加权像强化

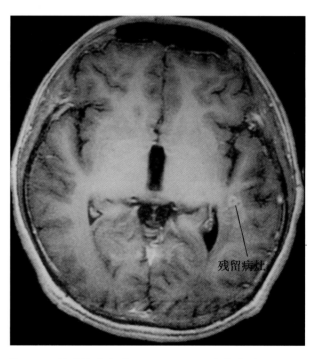

图 1-90   抗感染治疗后 27 天，MRI T1 加权像增强

第三节   疑诊其他肿瘤

病例17

病例资料：患者，男，29 岁，发作性右侧肢体抽搐 13 年。

术前诊断：左额血管外皮细胞瘤。

　　手术过程： 25 年前（1990 年）CT、MRI 检查显示左额囊性病灶，无明显扩大（图 1-91 ～ 1-94）。13 年前（2002 年）MRI 检查示病灶不均匀增强，体积明显增大，占位效应明显（图 1-95）。行左额顶开颅，见灰红色肿物，部分与硬脑膜粘连。术中见肿瘤血供丰富，与脑组织有大概边界，沿大概边界全切肿瘤。

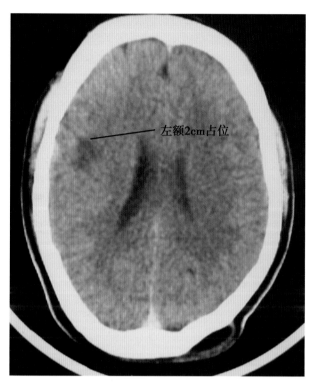

图 1-91　**1990 年 CT 检查**

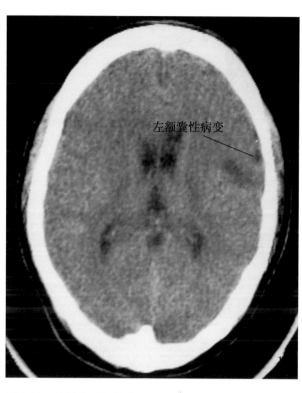

图 1-92　**1991 年 CT 检查**

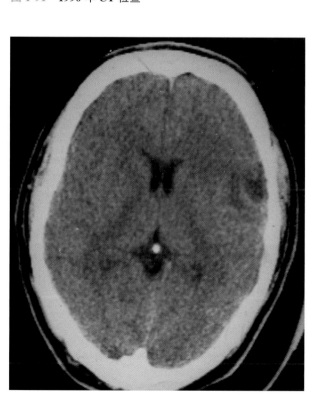

图 1-93　**1992 年 CT 检查**

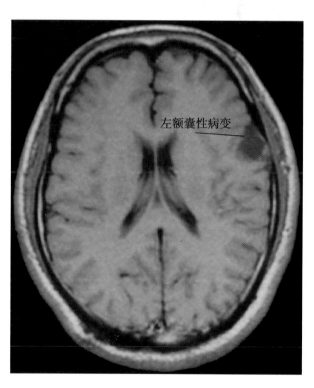

图 1-94　**2000 年 MRI T1 加权像平扫**

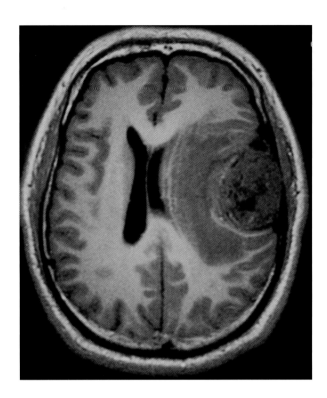

图 1-95　2002 年 MRI T1 加权像平扫

术后病理：胶质母细胞瘤。

术后回顾：本例术前有 13 年癫痫病史，在 13 年中随访，病变无增长。从病史考虑似良性病变。术前 MRI 考虑为不典型脑膜瘤，有脑膜尾征，增强不均匀，故术前诊断为血管外皮细胞瘤。术中见肿瘤为脑内病变，近似胶质瘤，术后病理为胶质母细胞瘤。本例从病史上看，时间较长且肿瘤无增大，故术前诊断为胶质瘤较为困难，但提示我们对类似病变要考虑到胶质瘤的可能性。本例考虑病变早期为低级别胶质瘤，随着时间推移演变为胶质母细胞瘤，为继发性胶质母细胞瘤。术中 MRI 及荧光技术、肿瘤的分子病理分型及基因免疫治疗都是胶质母细胞瘤研究的热点。

病例18

病例资料：患者，女，54 岁，头痛 2 个月伴呕吐。

术前诊断：右颞血管外膜细胞瘤。

手术过程：术前 CT 与 MRI 检查示肿瘤增强较明显，且与硬脑膜有关系（图 1-96、1-97）。行右颞顶开颅，翻转硬脑膜时，见肿瘤与硬脑膜有粘连（图 1-98）。病变中央有"肚脐"，似脑膜瘤（图 1-99）。肿瘤血供中等，沿肿瘤与周围脑组织大概边界整块切除肿瘤。

术后病理：间变星形细胞瘤。

术后回顾：本例术前在影像学上呈不均匀增强，与硬脑膜关系密切，考虑为不典型脑膜瘤，即血管外皮细胞瘤。血管外皮细胞瘤信号较复杂，不典型强化，宽基底附着。术后病理证实为间变星形细胞瘤，术前较难做出诊断。间变星形细胞瘤如存在 IDH 1 或 IDH 2 突变，则预后较好。基因免疫治疗也是当前研究的热点，IDH-R132H 突变是胶质瘤免疫治疗的新靶点。

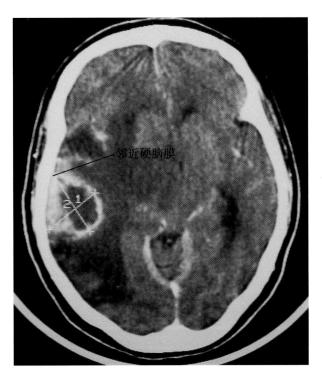

图 1-96 术前 CT 检查

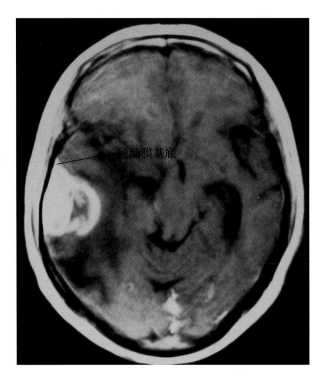

图 1-97 术前 MRI T1 加权像增强

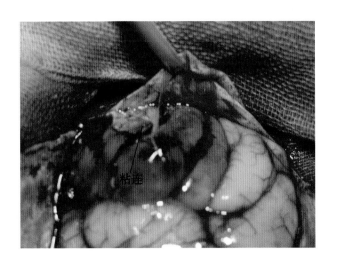

图 1-98 硬脑膜粘连

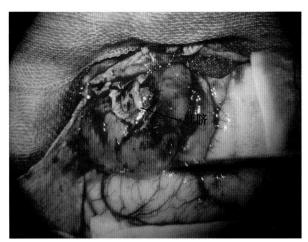

图 1-99 显露肿瘤

病例19

病例资料： 患者，女，26岁，停经9个月，头痛半年，伴视力下降。

术前诊断： 颅咽管瘤。

手术过程： 术前 CT 及 MRI 检查示鞍内及鞍上占位，无钙化（图 1-100 ～ 1-104）。鞍上肿瘤较多，故行右额颞入路。术中见肿瘤壁完整，肿瘤呈灰红色，质软，血供丰富，与视神经及视交叉粘连紧密。分别从颅底第1、第2间隙分块切除肿瘤。

术后病理： 厌色细胞性垂体腺瘤。

术后回顾： 本例术前被误诊为颅咽管瘤。多数颅咽管瘤有钙化，主要在鞍上生长，可有囊变，边缘强化，有儿童型及成人型。垂体瘤在鞍内及鞍上，无钙化，可合并肿瘤卒中。本例在矢状位 MRI T1 加权像增强上可见垂体信号，故诊断为颅咽管瘤。后与影像科共同会诊，影像学上可见有垂体信号的垂体瘤，肿瘤起源于垂体前叶的前极。

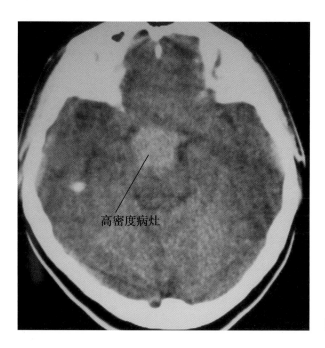

图 1-100　术前 CT 检查

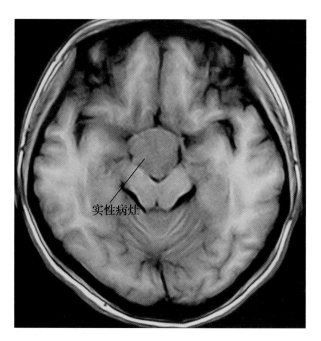

图 1-102　术前 MRI T1 加权像平扫

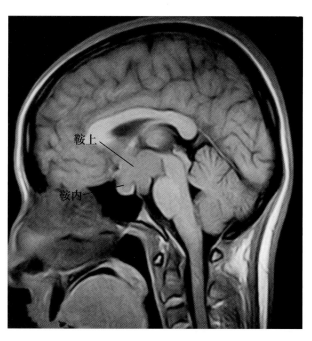

图 1-103　术前矢状位 MRI T1 加权像平扫

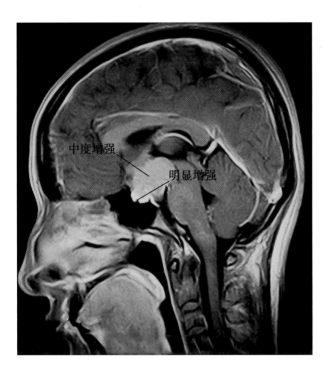

中度增强

明显增强

图 1-104　术前矢状位 MRI T1 加权像增强

病例20

　　病例资料：患者，男，4 岁，双额头痛、双目失明 2 个月，伴呕吐。

　　术前诊断：颅咽管瘤？ 视神经胶质瘤？

　　手术过程：术前 CT、MRI 检查示显示鞍内、鞍上、凸入第三脑室并向鞍背生长的巨大实性占位，占位效应明确，第三脑室、鞍上结构均显示不清（图 1-105 ~ 1-108）。取前纵裂入路，术中见肿瘤白韧，实性，血供中等。切开肿瘤，见内容物为鱼肉状，较软，大部分可吸除（图 1-109）。分块近全切肿瘤。术后 9 天 CT 检查示左侧半球大面积梗死（图 1-110）。

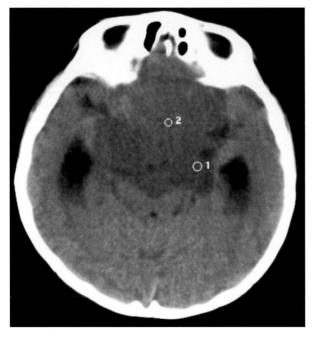

图 1-105　术前 CT 检查

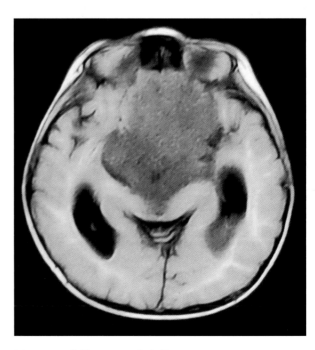

图 1-106　术前 MRI T1 加权像

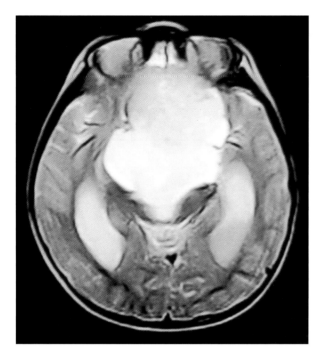

图 1-107　术前 MRI T2 加权像

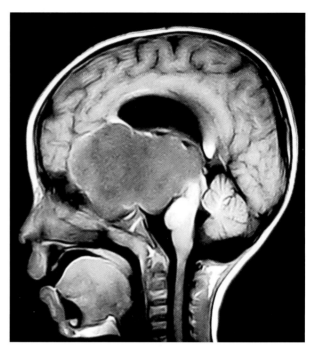

图 1-108　术前 MRI 矢状位 T1 加权像

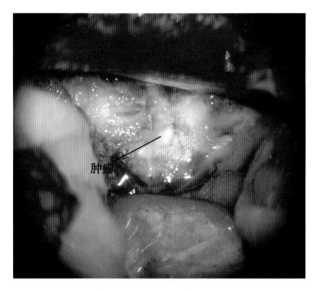

图 1-109　显露肿瘤

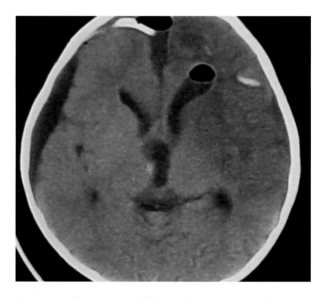

图 1-110　术后 9 天 CT 检查示左额颞顶叶大面积梗死

术后病理：星形细胞瘤（Ⅱ级）。

术后回顾：鞍区占位主要包括垂体瘤、颅咽管瘤、脑膜瘤、视神经胶质瘤、生殖细胞瘤和胆脂瘤等。颅咽管瘤多位于鞍上，以囊实性居多，多有钙化。巨大的颅咽管瘤可向鞍内、第三脑室、额部、鞍背方向生长。视神经胶质瘤较少发生，常发生在儿童和青少年，典型的病例主要发生在鞍内或鞍上，较大的病例可向四周侵袭性生长。本例为巨大占位，术前较难鉴别出颅咽管瘤或视神经胶质瘤。视神经胶质瘤手术难度大，既要尽最大程度切除肿瘤，又要保留视神经功能。弥散张量纤维素成像有助于术中对结构的判断。术中见左侧颈内动脉变细，术后同侧半球大面积梗死，考虑与颈内动脉痉挛导致同侧半球缺血有关。

病例21

　　病例资料：患者，女，6 岁，头痛 1 年，无多饮、多尿。

　　术前诊断：颅咽管瘤？胆脂瘤？

　　手术过程：术前 CT、MRI 检查示肿瘤为囊性占位，肿瘤壁无强化（图 1-111 ~ 1-113）。肿瘤与大脑中动脉血管主干关系密切。取右侧翼点入路，术中于第二间隙分块取瘤（图 1-114）。显露肿瘤内容物呈白色银屑样，为典型胆脂瘤表现（图 1-115）。分块全切肿瘤，术中反复用地塞米松盐水冲洗术区。

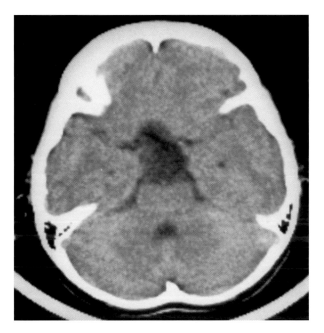

图 1-111　术前 CT 检查

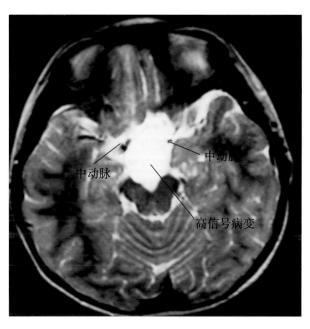

图 1-112　术前 MRI T2 加权像

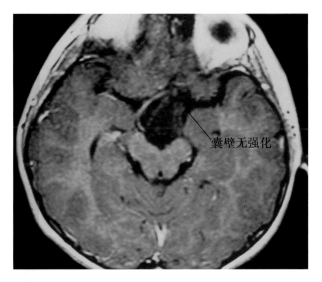

图 1-113　术前 MRI T1 加权像增强

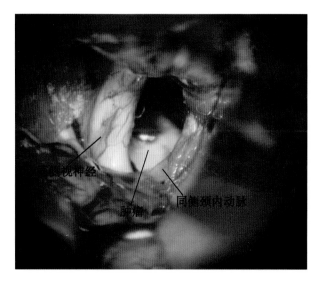

图 1-114　显露肿瘤

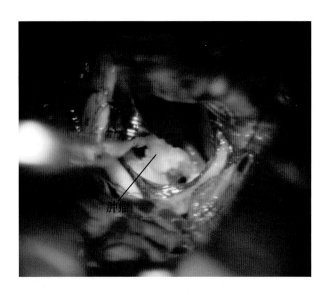

图 1-115　肿瘤内容物

术后病理：胆脂瘤。

术后回顾：胆脂瘤可发生在鞍区，与囊性颅咽管瘤的鉴别主要在于胆脂瘤的囊壁无强化，形状较颅咽管瘤更不规整，有见缝就钻的特点。如术前行头部 MRI 液体衰减反转恢复（fluid attenuation inversion recovery，FLAIR）序列或 DWI 检查则能进一步明确诊断。术中主要用地塞米松盐水反复冲洗，并用速必纱覆盖周围裸露的小血管，以尽量避免术后无菌性脑膜炎和迟发性颅内血肿的发生。

病例22

病例资料：患者，男，15 岁，头痛 5 年，视力下降 1 年伴多饮、多尿。

术前诊断：垂体瘤。

手术过程：术前头部 CT、MRI 检查示囊性占位，边缘轻度强化（图 1-116 ~ 1-121）。因肿瘤离第一间隙较远，故行前纵裂入路，逐步向深方探查，保留嗅神经（图 1-122）。分离过程中逐步显露大脑前动脉。显露肿瘤，可见肿瘤壁完整（图 1-123）。切开包膜，抽取灰绿色囊液。进一步分块切除肿瘤，见钙化块及漂浮的胆固醇结晶。将肿瘤分块全切，见下方垂体柄保留完整（图 1-124）。

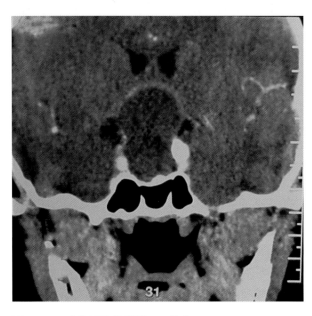

图 1-116　术前冠状位增强 CT 检查

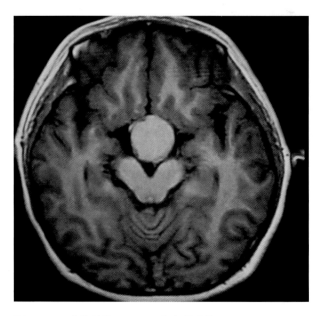

图 1-117　术前轴位 MRI T1 加权像平扫

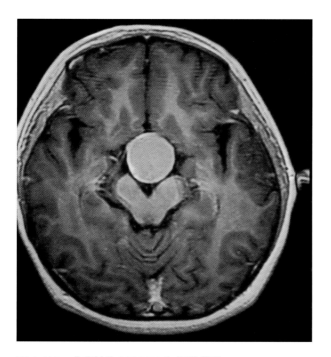

图 1-118　术前轴位 MRI T1 加权像增强

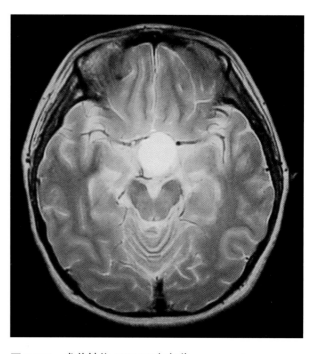

图 1-119　术前轴位 MRI T2 加权像

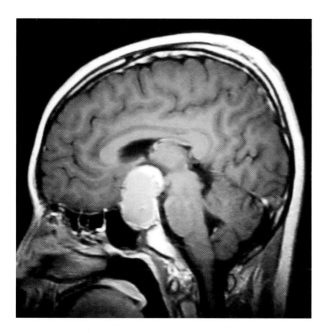

图 1-120　术前矢状位 MRI T1 加权像

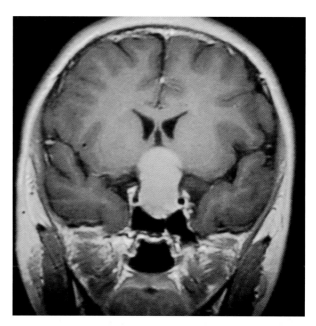

图 1-121　术前冠状位 MRI T1 加权像增强

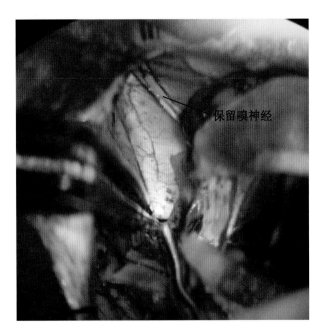

图 1-122 前纵裂入路

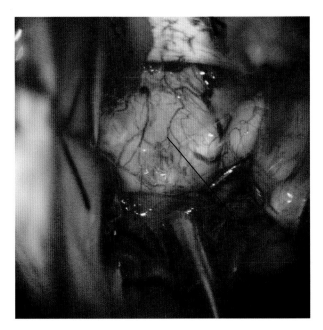

图 1-123 肿瘤壁完整

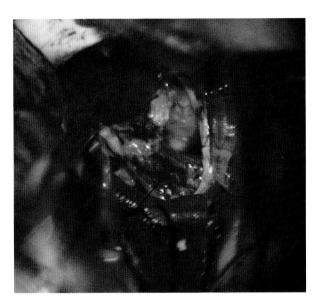

图 1-124 垂体柄

术后病理：颅咽管瘤。

术后回顾：本例术前影像学上病变似垂体瘤信号，呈葫芦状，形态规整，CT 检查无钙化，未见垂体信号，故术前诊断为垂体瘤。但本例亦有不符合典型垂体瘤之处：患者为男性，15 岁，为颅咽管瘤好发性别及年龄；边缘强化。术中为典型颅咽管瘤表现，术后病理证实为颅咽管瘤。对于无钙化、鞍内鞍上囊性占位病例，亦要考虑有颅咽管瘤的可能性。

病例23

病例资料：患者，男，47 岁，视力下降，视野缩小半年，血清催乳素正常。

术前诊断：垂体瘤？视神经胶质瘤？

　　手术过程：术前 CT、MRI 检查示鞍上肿瘤，呈均匀强化，形态不规则，占位效应明确（图 1-125 ～ 1-128）。手术行右翼点入路（图 1-129），暴露同侧视神经及第二间隙。见肿瘤位于鞍上，半透明状，无囊液，质脆（图 1-130）。术中冰冻病理切片示"颅咽管瘤"。分块切除肿瘤。术后复查 MRI 示肿瘤切除完整（图 1-131）。

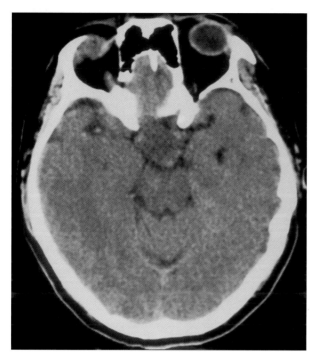

图 1-125　术前 CT 检查

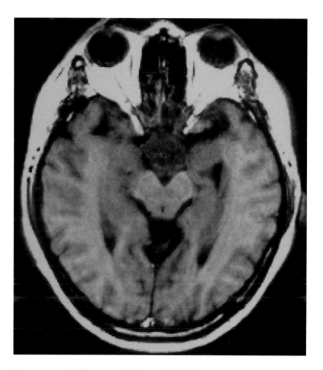

图 1-126　术前 MRI 轴位 T1 加权像

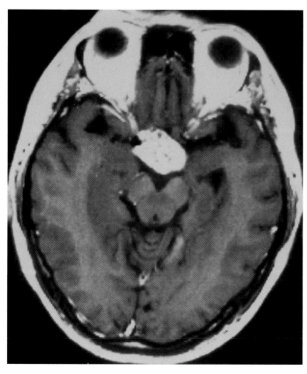

图 1-127　术前 MRI T1 加权像增强

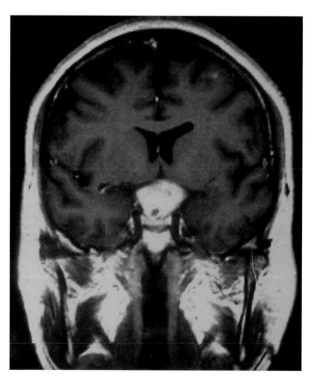

图 1-128　术前 MRI 冠状位 T1 加权像

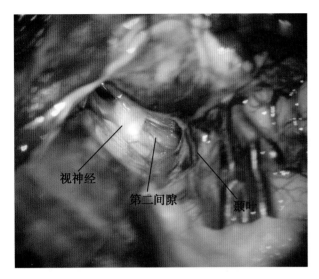

图 1-129   右翼点入路

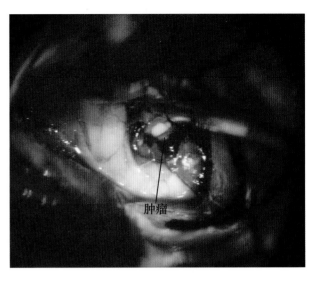

图 1-130   肿瘤内容物

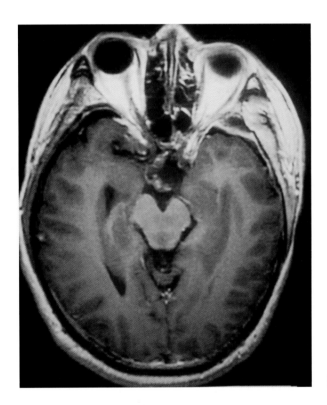

图 1-131   术后 MRI T1 加权像轴位增强

　　术后病理：颅咽管瘤。

　　术后回顾：鞍区病变种类繁多，常见的有垂体瘤、颅咽管瘤、脑膜瘤、视神经胶质瘤、生殖细胞瘤、胆脂瘤、蛛网膜囊肿、颗粒细胞瘤和炎症等。对于典型病例，术前多可做出明确诊断，但对于不典型病例，术前要做出明确诊断较为困难。本例术前 CT 检查无钙化，冠状位呈非典型葫芦状或雪人状，术前考虑是否有视神经胶质瘤的可能，术中及术后病理证实为颅咽管瘤。启示：鞍区非典型病例术前诊断较困难，需术中及术后病理明确，术前需要考虑到多种可能性。

病例24

病例资料：患者，男，11 岁，头痛 40 天。

术前诊断：生殖细胞瘤。

手术过程：入院时 CT、MRI 检查示第三脑室后不规则占位（图 1-132 ~ 1-134），呈不均匀增强，疑为生殖细胞瘤，试行放疗 10 次。18 天后头部 CT 检查示肿瘤体积增大（图 1-135）。MRI 检查显示钙化及高密度影（图 1-136、1-137），考虑为放疗致肿瘤卒中，肿瘤体积迅速增大。经胼胝体穹窿间入路行肿瘤切除术。术中见肿瘤呈肉红色，血供丰富，位于第三脑室后部（图 1-138），分块切除肿瘤，见肿瘤内钙化成分（图 1-139）。

术后病理：绒毛膜上皮细胞癌。

术后回顾：绒毛膜上皮细胞癌属于颅内高度恶性非生殖细胞性生殖细胞肿瘤，非常少见，预后差。在影像学上多表现为实性占位，CT 平扫为稍高密度影，可有钙化和出血。MRI T1 加权像表现为等或稍高或混杂信号，为肿瘤内不同时期的亚急性出血所致，肿瘤可有明显强化。β-HCG 明显升高可提示绒毛膜上皮癌。绒毛膜上皮癌还有一个特点，即术前单纯放疗容易导致肿瘤卒中，引起肿瘤内出血，肿瘤体积迅速增大。本病例即出现肿瘤体积迅速增大。对绒毛膜上皮癌的治疗建议是先化疗，再放疗，然后再手术。

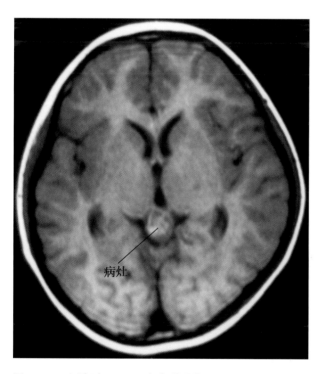

图 1-132 入院时 MRI T1 加权像平扫

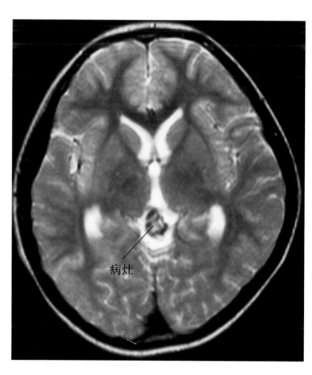

图 1-133 入院时 MRI T2 加权像

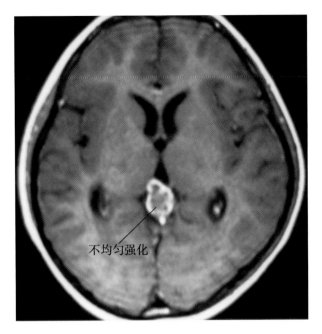

图 1-134 入院时 MRI T1 加权像增强

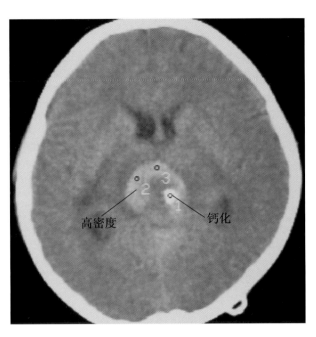

图 1-135 放疗后 CT 检查

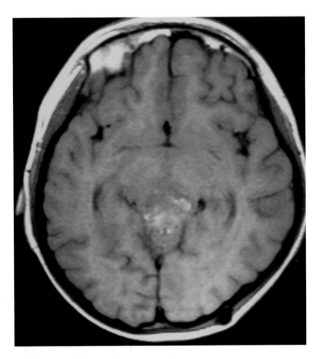

图 1-136 放疗后 MRI T1 加权像平扫

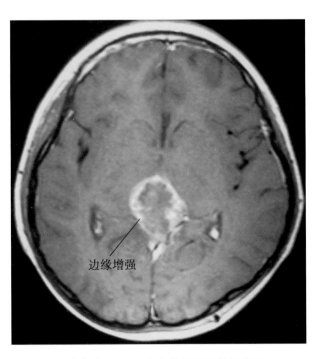

图 1-137 放疗后 MRI T1 加权像增强示边缘增强

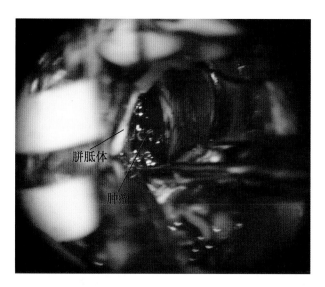

图 1-138　显露肿瘤

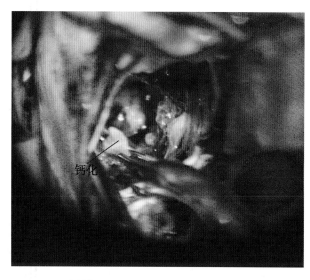

图 1-139　分块切除

病例25

　　病例资料：患者，女，48 岁，头痛 20 年，加重 1 个月，眼底水肿。

　　术前诊断：恶性畸胎瘤？胼胝体脂肪瘤？

　　手术过程：术前 CT、MRI 检查示侧脑室内肿瘤信号混杂，不均匀强化（图 1-140 ～ 1-142）。胼胝体上方为脂肪瘤。取前纵裂入路（图 1-143），见右侧脑室内肿瘤为囊性及结节成分，血供较丰富。仔细分离肿瘤，肿瘤与侧脑室壁有分界。分块切除肿瘤，结节表面钙化明显（图 1-144）。

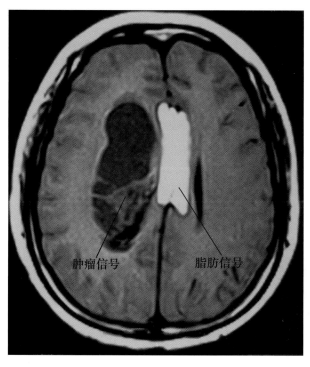

图 1-140　术前 MRI T1 加权像轴位平扫

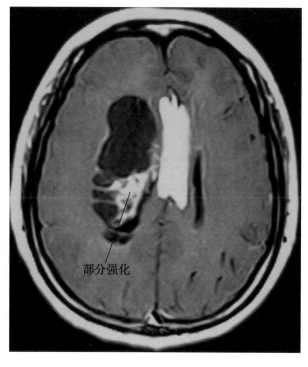

图 1-141　术前 MRI T1 加权像增强

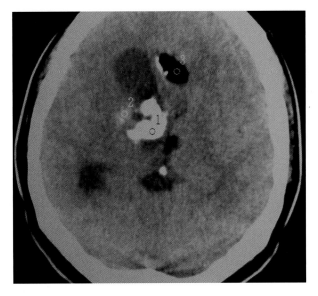

图 1-142　术前 CT 检查

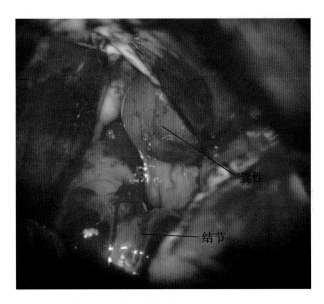

图 1-143　前纵裂入路显露肿瘤

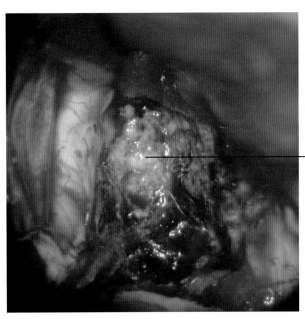

图 1-144　结节钙化

　　术后病理：少枝胶质细胞瘤，局灶呈星形细胞瘤，伴坏死、钙化。

　　术后回顾：本例为侧脑室及中线占位，有实性、钙化、脂肪混杂成分，术前诊断考虑为畸胎瘤可能性大。畸胎瘤含有三个胚层来源的组织结构，多位于第三脑室后部，多伴有钙化。本例手术取右侧纵裂入路，术中切除右侧脑室肿瘤，未见多胚层结构。中线脂肪成分暂不处理。术后病理证实为少枝胶质细胞瘤合并星形细胞瘤。启示：术前阅片时要考虑多发肿瘤异种同时的可能。

病例26

病例资料：患者，女，37岁，左下肢麻木4年。

术前诊断：血管网织细胞瘤？星形细胞瘤？

手术过程：术前MRI检查示右枕脑室三角区旁囊性为主占位，可见实性成分，实性部分明显增强，肿瘤整体占位效应不明显（图1-145、1-146）。取右侧三角区入路，于皮质下3cm抽出10ml淡黄色液体。囊壁为灰红色鱼肉样组织。见肿瘤结节为黄色，分块切除肿瘤。

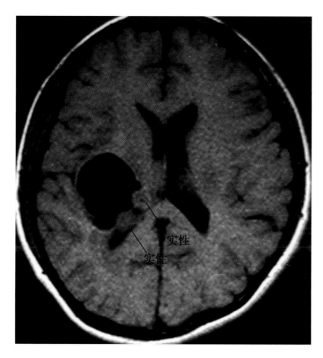

图1-145　术前MRI T1加权像平扫

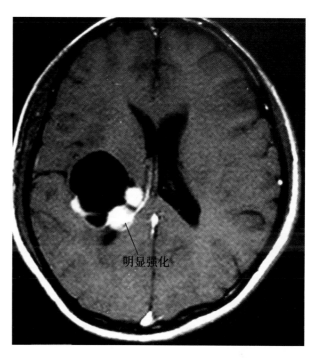

图1-146　术前MRI T1加权像增强

术后病理：胶质肉瘤。

术后回顾：血管网织细胞瘤绝大多数发生在小脑半球（约85%），发生在大脑半球很少见，可表现为囊性、实性或囊实性。本例病变为囊实性表现。术前考虑为血管网织细胞瘤或星形细胞瘤可能。胶质肉瘤更为少见，为高度恶性肿瘤，世界卫生组织（World Health Orgnization，WHO）分级为IV级，预后极差。发病高峰年龄为40～60岁，多为单发，好发部位为颞叶，多含有实性和囊性两种成分。实性成分明显强化，囊性成分不强化。DWI及MRS有一定的鉴别诊断意义，但最终确诊仍需病理。

病例27

病例资料：患者，女，34岁，头痛半个月，伴恶心、呕吐。X线胸部透视、腹部B超检查未见异常。

术前诊断：转移癌。

手术过程：术前CT、MRI示左顶枕边界较清晰病变，不均匀增强，水肿明显，占位效应明显（图1-147～1-149）。行左顶枕马蹄形切口，见肿瘤呈灰红色。仔细分离，肿瘤与周边脑组织有水肿带，沿水肿带整块全切肿瘤。

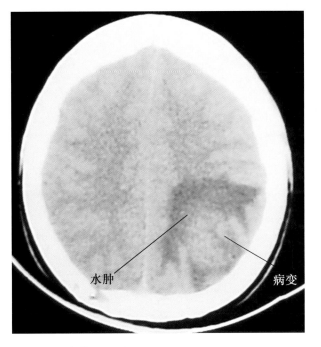

图 1-147 术前 CT 平扫

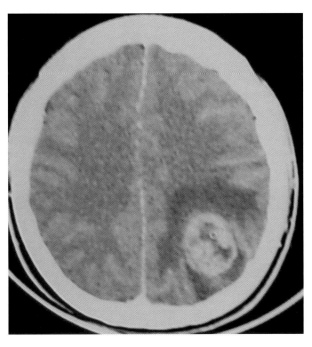

图 1-148 术前增强 CT

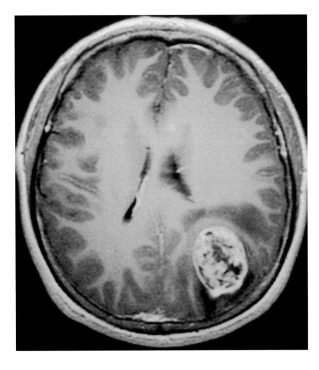

图 1-149 术前 MRI T1 加权像增强

术后病理：胶质母细胞瘤。

术后回顾：对中年患者来说，对脑叶占位、水肿明显的病例主要涉及以下几种疾病的鉴别：胶质母细胞瘤、转移瘤、淋巴瘤和脑脓肿。转移瘤的特点是：病程发展快，影像学的特点是小瘤子大水肿。胶质母细胞瘤的特点是囊变较多，边界不清楚。本例病变术前影像学及术中见肿瘤边界很完整，肿瘤似有包膜，似转移瘤表现，但病理证实为胶质母细胞瘤。启示：胶质母细胞瘤亦可表现为边界很完整。MRS对胶质瘤与转移瘤的鉴别诊断有一定价值，正电子发射断层显像（positron emission tomography，PET）可发现全身其他部位是否有病灶存在。

病例28

　　病例资料：患者，男，39 岁，左枕痛 15 天，复视 2 天，眼底水肿。

　　术前诊断：转移瘤？脑膜瘤？室管膜瘤？

　　手术过程：术前 CT、MRI 检查示左顶叶深方侧脑室三角区附近较均匀增强病变，似与脉络丛有一定关系，但非典型脑膜瘤（图 1-150 ～ 1-152）。水肿明显，占位效应明确。手术行左侧三角区入路，分开脑沟，进入脑室。见肿瘤呈灰红色，质地韧，血供丰富，与周围脑室壁有一定边界，分块切除肿瘤。

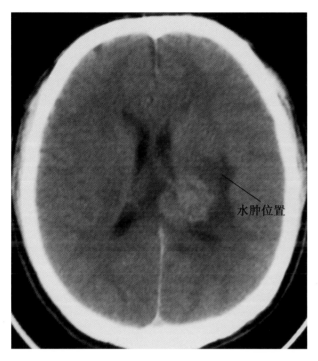

图 1-150　术前 CT 检查

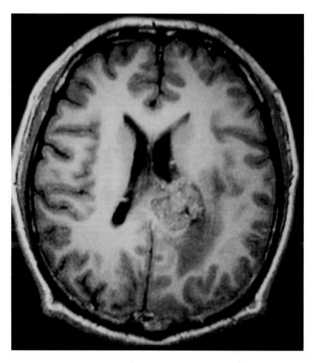

图 1-151　术前 MRI T1 加权像轴位

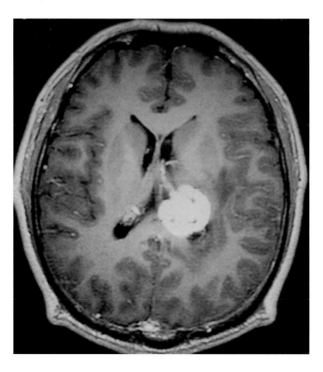

图 1-152　术前 MRI T1 加权像增强

术后病理：室管膜瘤Ⅱ级。

术后回顾：术前阅片见病灶周围水肿主要位于顶叶内，如三角区脑膜瘤的水肿大多数不会在顶叶，故术前诊断考虑排除脑膜瘤。结合患者年龄、病史较快、水肿较明显，考虑不能排除转移瘤可能性。术中冰冻病理切片示"脑膜瘤"。术后病理示"室管膜瘤"。启示：影像学诊断的准确性与病理诊断还是有一定的差距，三角区位置的肿瘤要考虑到脑膜瘤、胶质瘤、室管膜瘤和转移瘤等。室管膜瘤多发生在脑室内，如发生在脑室外，则称为异位室管膜瘤，可发生在额顶叶和枕叶。

病例29

病例资料：患者，女，49岁，发作性头痛伴呕吐，左侧肢体无力并渐加重。

术前诊断：淋巴瘤？

手术过程：头部MRI检查示右枕低信号病变，不均匀增强，形态不规则（图1-153、1-154）。行右顶枕马蹄形切口，见脑回颜色变浅，呈浅土黄色，沟裂无明显变宽（图1-155）。切开皮质，见皮质下为均质浅土黄色，似坏死组织（图1-156）。术中行冰冻病理切片三次，报告坏死肿瘤，区分不清性质。肿瘤血供中等，与周围脑组织有一定边界，分块全切肿瘤。

术后病理：恶性淋巴瘤。

术后回顾：对中老年人，脑内单发恶性肿瘤的鉴别主要包括胶质瘤、淋巴瘤、转移瘤、脑脓肿、单发脱髓鞘和脑梗死。淋巴瘤有其发病特点，病情进展快，病灶多位于脑室旁，形态多变，增强呈握雪感，但有时术前在影像学上难以明确诊断。淋巴瘤现在的规范治疗是对单发较浅病灶、占位效应明确的，可行手术切除，亦有开放式活检的目的。对较深的病灶，可在立体定向下行活检。明确淋巴瘤的诊断后，甲氨蝶呤的规范化化疗可明显延长患者生存期。手术的目的主要是明确病灶性质。启示：对形态不规则的病灶要考虑到淋巴瘤的可能，要有系统、明确的诊疗计划。最新的影像学研究表明，MRS出现大脂质峰是恶性淋巴瘤的特异性标志。

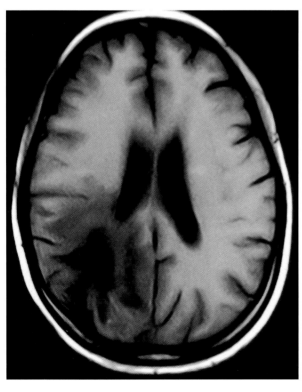

图 1-153　术前轴位 MRI T1 加权像平扫

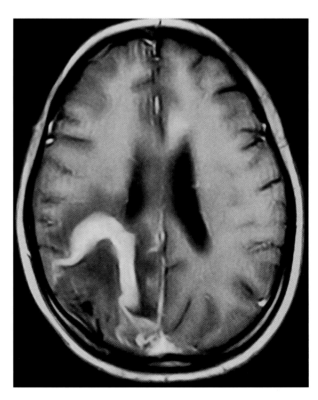

图 1-154　术前 MRI T1 加权像增强

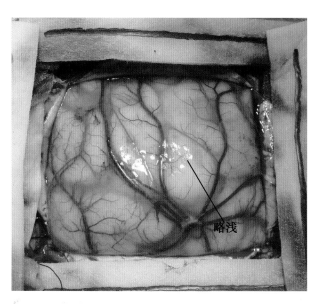

图 1-155　病灶表面

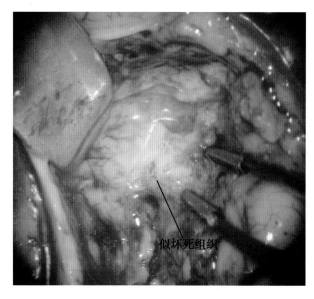

图 1-156　显露肿瘤

病例30

病例资料：患者，男，22 岁，发作性肢体抽搐 1 年，每 1 ~ 2 个月发作一次。

术前诊断：胼胝体压部胆脂瘤？

手术过程：术前影像学检查示胼胝体压部后方低信号病灶，无增强，边界清楚（图 1-157 ~ 1-159）。取后纵裂入路，术中探查至扣带回皮质，见扣带回皮质发黄变宽，切开为黄色组织，中心稀软，周边韧（图 1-160）。术中冰冻病理切片示"星形细胞瘤"。分块全切肿瘤。术后 1 周 MRI 检查示肿瘤完整切除（图 1-161）。

术后病理：星形细胞瘤。

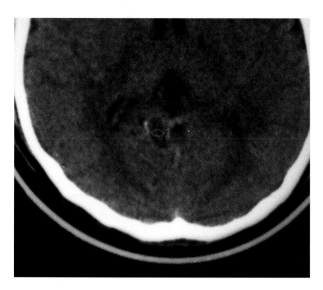

图 1-157　术前 CT 检查

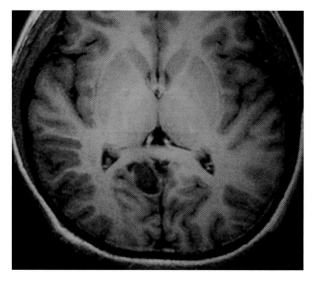

图 1-158　术前轴位 MRI T1 加权像平扫

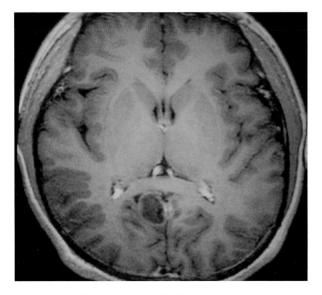

图 1-159　术前 MRI T1 加权像增强

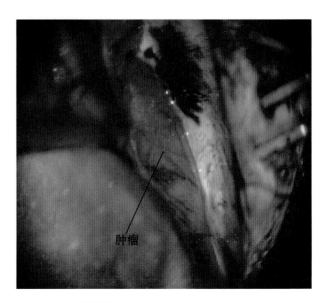

图 1-160　显露肿瘤

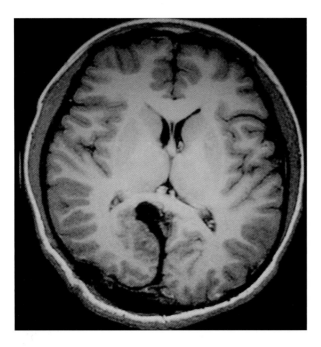

图 1-161　术后 1 周 MRI 检查

　　术后回顾：胆脂瘤在 MRI 上多呈长 T1、长 T2 信号，病灶周围多无水肿，有时需与低级别胶质瘤相鉴别。本例病变形态规整，无增强，周围无水肿，故术前考虑胆脂瘤的可能性大。术中及术后病理证实为星形细胞瘤。对于两者的鉴别，术前 CT 检查要测一下 CT 值，MRS 分析有助于胆脂瘤与胶质瘤的鉴别。启示：对于不典型病变，要考虑到多种诊断的可能性。应术前完善影像学检查，神经外科医生要不断地掌握影像学的进展。MRI 的抑脂像及 MRS 均有助于鉴别诊断。

第四节 疑诊囊肿、炎症、出血和梗死

病例31

　　病例资料：患者，男，3岁，1年内间断抽搐3次。

　　术前诊断：第四脑室神经上皮囊肿。

　　手术过程：术前影像学检查示第四脑室低信号病灶，形态较规整（图1-162～1-165）。取左侧卧位，枕下后正中入路，逐步分离枕大池蛛网膜。分开正中孔，可见肿瘤下极及第四室底部，见脉络丛覆盖瘤体。电灼第四脑室顶部脉络丛，分块切除部分肿瘤下极，使肿瘤体积有所缩小，然后整块分离（图1-166、1-167）。肿瘤全切后，第四脑室底部结构清晰可见，第四脑室左侧壁毛糙发红处为肿瘤附着处。见肿瘤标本，内有灰红、银屑样组织伴有毛发（图1-168）。

　　术后病理：胆脂瘤。

　　术后回顾：本例为小儿第四脑室内占位，术前考虑为神经上皮样囊肿。神经上皮样囊肿表现为长T1、长T2信号，部分病例囊肿内信号不均匀，本例符合。但神经上皮样囊肿在FLAIR序列上和脑脊液一起被抑制，此点可作为与胆脂瘤的鉴别。本例术前未行FLAIR序列检查。病变多数与第四室结构部分粘连，大部分边界清楚，无粘连，可沿边界完整分离，做到全切。胆脂瘤预后良好。

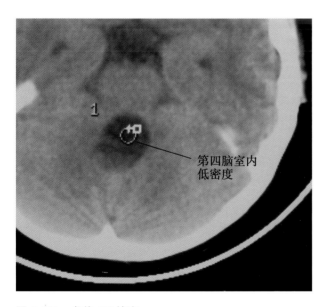

　　第四脑室内
　　低密度

图1-162　术前CT检查

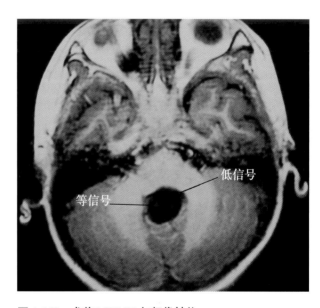

　　低信号

　　等信号

图1-163　术前MRI T1加权像轴位

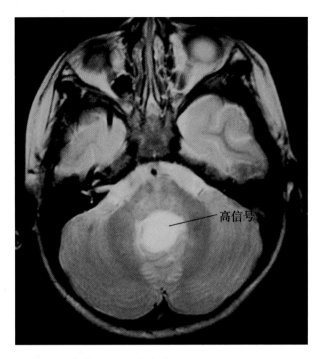

图 1-164 术前 **MRI T2** 加权像

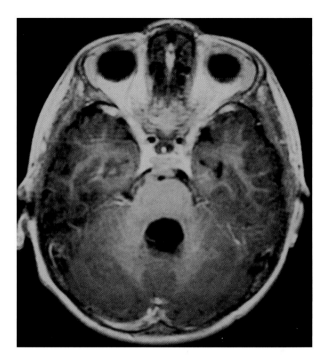

图 1-165 术前 **MRI T1** 加权像轴位增强

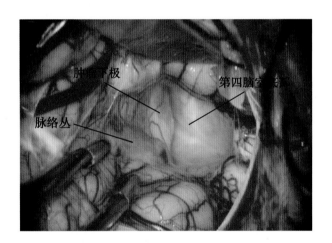

图 1-166 脉络丛

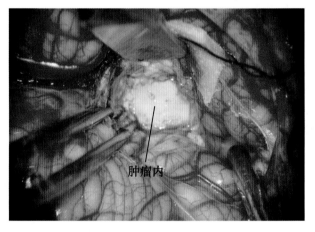

图 1-167 分块切除

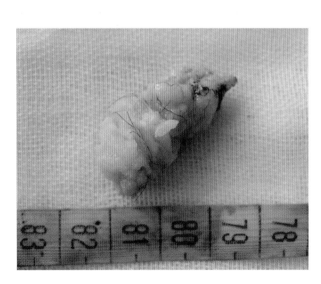

图 1-168 肿瘤标本

病例32

病例资料：患者，男，29岁，间断性语言障碍7个月。

术前诊断：左枕顶炎症？胶质瘤？

手术过程：患者入院前1年与入院时影像学相比较，病灶体积明显增大，增强不明显（图1-169～1-171）。行左顶枕入路，术中见病灶凸出皮质表面，与周围分界较清楚（图1-172）。病灶血供中等，沿病灶边界全切。剖开标本，见病变内部呈脑回样变。

术后病理：混合型胶质瘤（星形细胞瘤＋少枝胶质细胞瘤），部分间变。

术后回顾：本例病变随时间推移体积逐渐增大，考虑肿瘤可能性大。低级别胶质瘤可无水肿，本例亦符合。但本例患者年龄较小，非高发胶质瘤年龄，故术前不能排除炎症可能。如体积明显增大，则早期手术，是对该类病变较好的处理办法。如血象、脑脊液检查提示炎性病变，可给予抗感染治疗。MRS有助于炎症与肿瘤的鉴别。若位置深在，可行立体定向活检明确病灶的性质。

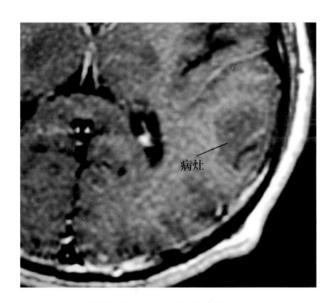

图1-169 入院前1年MRI T1加权像增强

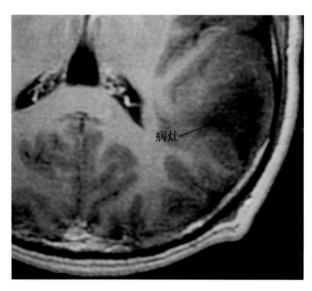

图1-170 入院时MRI T1加权像增强

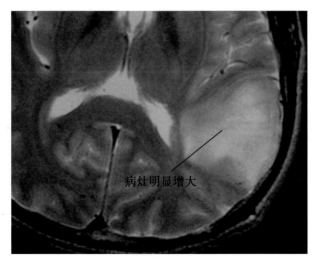

图1-171 入院时MRI T2加权像

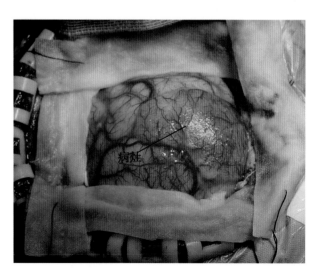

图1-172 显露病灶

病例33

病例资料：患者，男，52 岁，发现右额占位 4 个月，经抗感染治疗后 3 个月效果不佳。

术前诊断：右额占位，炎症？

手术过程：入院前 4 个月及入院时影像学检查示病灶体积增大，并见多发病灶（图 1-173 ～ 1-176）。行右额冠状切口，见脑内占位，为囊性，囊液为血性。囊腔旁可见小结节，为鱼肉状，与囊壁无关联。沿病灶边界全切多发病灶。

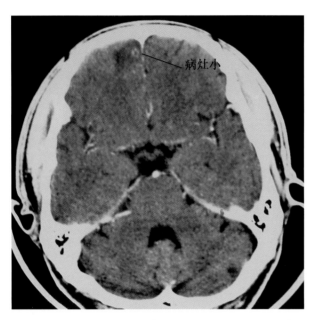

图 1-173　入院前 4 个月 CT 增强

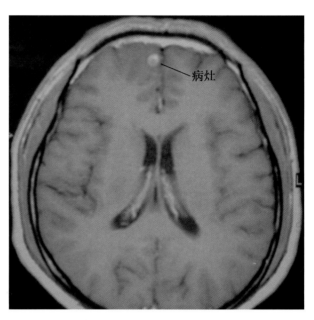

图 1-174　入院前 4 个月 MRI T1 加权像增强

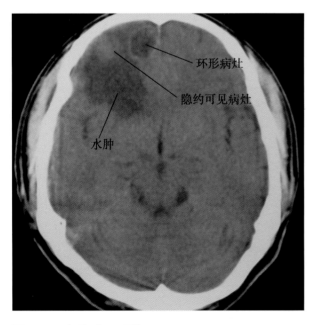

图 1-175　入院时 CT 平扫

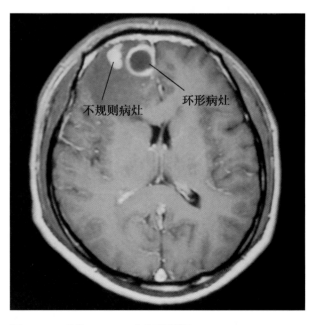

图 1-176　术前 MRI T1 加权像增强

术后病理：2 处病灶均为胶质肉瘤。

术后回顾：脑脓肿可为血行来源或局部感染来源如中耳炎，多位于皮髓质交界处，水肿多较明显，抗感染治疗可有效亦可无效。典型脑脓肿的影像学表现为类圆形病变，壁较薄，均匀环形增强。本例一处病变为较典型的脑脓肿表现。胶质肉瘤多为单发，部分病例影像学检查可表现为后壁环形增强，但壁上有结节。脑脓肿在 DWI 上表现为高信号，且弥散系数值减少，此征象可鉴别脓肿与肿瘤囊变坏死。胶质肉瘤预后差，2007 年 WHO 分级为IV级。

病例34

病例资料：患者，女，35 岁，间断性失神发作 6 年，伽马刀手术后 3 年。

术前诊断：右颞占位，炎症？星形细胞瘤？

手术过程：术前影像学检查示右颞低信号病变，片状增强，形态不规则（图 1-177、1-178）。取颞部小切口（图 1-179），局部剃头，小骨窗开颅。剪开硬脑膜，见发白肿胀的异常组织。见肿瘤位于皮质下约 2cm。肿瘤呈灰色，边界不清，血供中等，沿大概边界整块切除肿瘤（图 1-180）。

术后病理：星形细胞瘤。

术后回顾：炎症和低级别胶质瘤的鉴别是神经内外科医生较常遇到的问题。对于有典型病史的炎症过程的患者，临床上可较明确地作出鉴别诊断。对于影像学及病史不明确的患者往往给予抗感染治疗，并观察影像学变化。若仍不能明确，则行探查手术，明确诊断及进行治疗。对于小的病灶，可行小切口，准确定位，损伤小，恢复快。

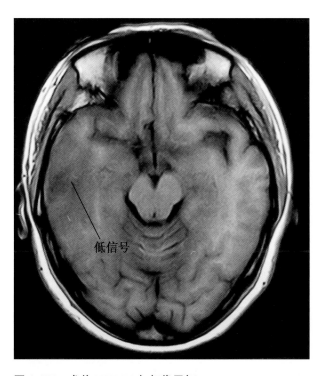

图 1-177 术前 MRI T1 加权像平扫

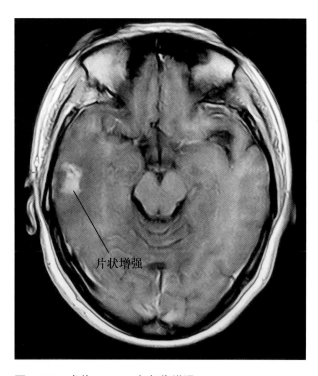

图 1-178 术前 MRI T1 加权像增强

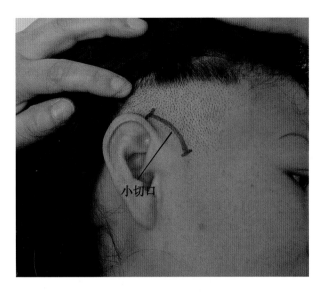

图 1-179 颞部小切口

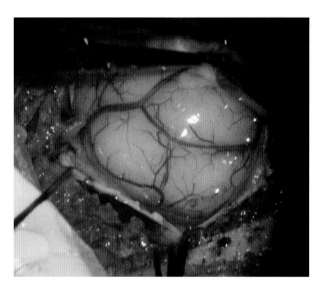

图 1-180 异常皮质

病例35

病例资料：患者，男，49 岁，2 个半月前突发头痛，在当地医院行头颅 CT 检查后按脑出血治疗。现行 MRI 检查后，诊断为胶质母细胞瘤卒中。

术前诊断：脑出血，右额顶胶质母细胞瘤并卒中。

手术过程：2 个半月前 CT 检查可见高密度病变，周围水肿，中线移位（图 1-181）。入院时增强 CT 检查见病变边缘似有强化（图 1-182）。MRI T1 加权像平扫示病变中心高信号，四周低信号（图 1-183）。T2 加权像上所见病变轮廓更为清晰，周围水肿明显。T1 加权像增强示病变呈花环样增强，为典型胶质母细胞瘤表现（图 1-184）。病变呈灰红色，血供丰富，边界尚清，中心坏死（图 1-185）。

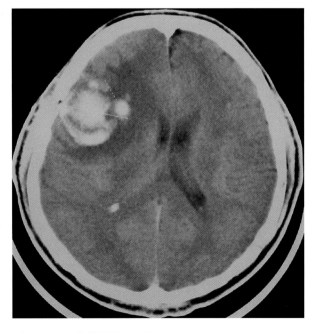

图 1-181 2 个半月前 CT 检查

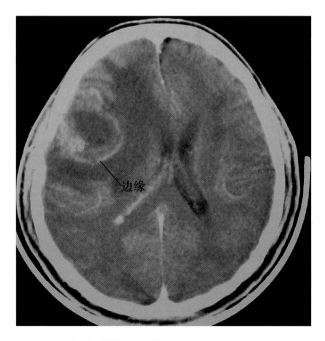

图 1-182 入院时增强 CT 检查

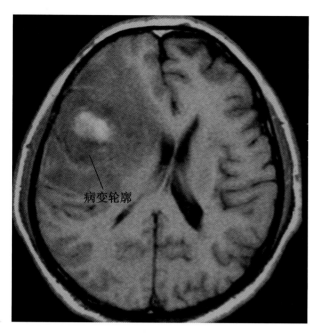

图 1-183　入院时 **MRI T1** 加权像平扫

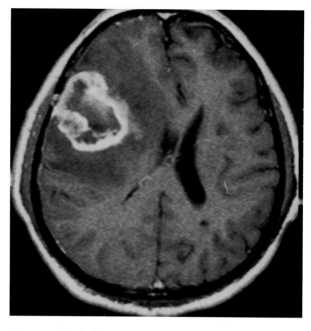

图 1-184　入院时 **MRI T1** 加权像增强

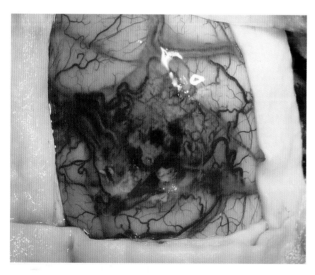

图 1-185　病变轮廓

术后病理：胶质母细胞瘤。

术后回顾：胶质母细胞瘤由于生长速度快，血供丰富，容易出现肿瘤囊变坏死及卒中。若发生在中老年人，并在基底节区附近发病，则容易与高血压脑出血相混淆。随着时间的推移，血肿会被逐渐吸收，而肿瘤合并卒中占位效应不会减轻，所以临床上影像学的复查是鉴别出血和肿瘤卒中的有效手段。胶质母细胞瘤合并卒中后，占位效应短期加重，需积极手术。

病例36

　　病例资料：患者，女，54岁，左侧肢体活动不利加重 2 个月，按脑梗死治疗 1 个月，无好转。

　　术前诊断：脑梗死？星形细胞瘤？

手术过程：术前 MRI T1 加权像未显示病变，无增强（图 1-186、1-187）。T2 加权像显示高信号病灶（图 1-188）。手术行右颞顶开颅，显露皮质表面后，分别选三处探查（图 1-189）。第一处：将皮质切开 2cm，冰冻病理切片报告为脑组织。第二处：皮质略发黄，将皮质切开 1cm，冰冻病理切片报告星形细胞瘤。第三处：将皮质切开 4cm，冰冻病理切片报告为星形细胞瘤。继续向深处切除，至侧脑室开放，病变似肿瘤组织，黄色、质韧。分块切除肿瘤组织。

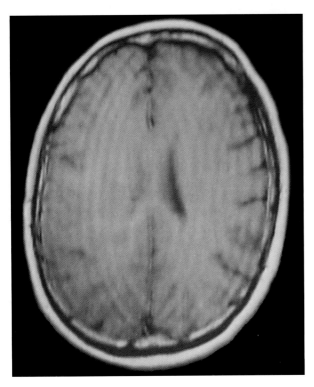

图 1-186　术前 MRI T1 加权像轴位平扫

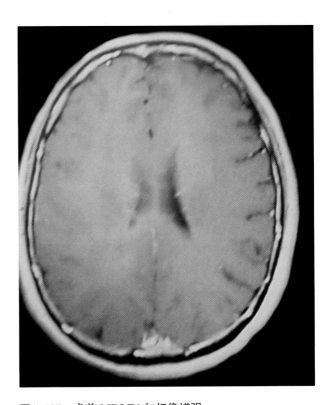

图 1-187　术前 MRI T1 加权像增强

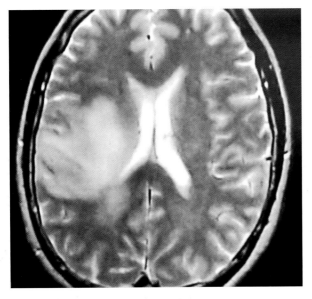

图 1-188　术前 MRI T2 加权像

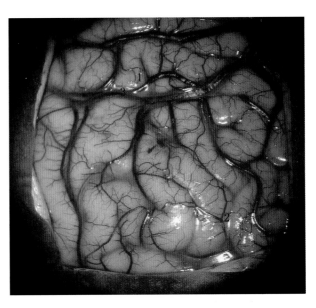

图 1-189　显露病变

术后病理：星形细胞瘤。

术后回顾：脑梗死与低级别胶质瘤鉴别有时较困难。病史上脑梗死表现为突然发病，可自行或在对症治疗后逐渐好转；星形细胞瘤症状缓慢加重。影像学上脑梗死主要表现为分水岭梗死，病灶多呈楔形；星形细胞瘤多为片状。MRS、PET等有助于鉴别，立体定向活检或开放式活检可明确诊断，在开放式活检中如冰冻病理切片明确是星形细胞瘤，可行手术切除病灶。星形细胞瘤的预后取决于其分子分型，IDH 1 或 2 突变的星形细胞瘤预后较好。

参考文献

1. Anqi X，Zhang S，Jiahe X，et al. Cavernous sinus cavernous hemangioma：imaging features and therapeutic effect of Gamma knife radiosurgery. Clin Neurol Neurosurg，2014，127：59-64.

2. Li MH，Zhao JL，Li YY，et al. Extradural transcavernous approach to cavernous sinus cavernous hemangiomas. Clin Neurol Neurosurg，2015，136：110-115.

3. Ostrom QT，Gittleman H，Fulop J，et al. CBTRUS statistical report：primary brain and central nervous system tumors diagnosed in the United States in 2008-2012. Neuro Oncol，2015，17（4）：iv1-iv62.

4. Ostrom QT，de Blank PM，Kruchko C，et al. Alex's Lemonade stand foundation infant and childhood primary brain and central nervous system tumors diagnosed in the United States in 2007-2011. Neuro Oncol，2015，16（10）：x1-x36.

5. Waidyasekara P，Dowthwaite SA，Stephenson E，et al. Massive temporal lobe cholesteatoma. Case Rep Otolaryngol，2015，20：121-128.

6. Huang SY，Yang JY. Targeting the Hedgehog pathway in pediatric medulloblastoma. Cancers（Basel），2015，7（4）：2110-2123.

7. Alafaci C，Grasso G，Granata F，et al. Cavernous malformation of the optic chiasm：an uncommon location. Surg Neurol Int，2015，16，（6）：60.

8. Yamashita K，Hiwatashi A，Togao O，et al. High-resolution three-dimensional diffusion-weighted MRI/CT image data fusion for cholesteatoma surgical planning：a feasibility study. Eur Arch Otorhinolaryngol，2014，28：245-248.

9. Zhang J，Sai K，Wang J，et al. Ectopic cortical anaplastic ependymoma：an unusual case report and literature review. Clin Neurol Neurosurg，2014，124：142-145.

10. Fujii Y，Ogasawara S，Oki H，et al. A high-sensitive HMab-2 specifically detects IDH1-R132H, the most common IDH mutation in gliomas. Biochem Biophys Res Commun，2015，466（4）：733-739.

11. Ge M，Li S，Wang L，et al. The role of diffusion tensor tractography in the surgical treatment of pediatric optic chiasmatic gliomas. J Neurooncol，2015，122（2）：357-366.

12. Müller HL. Craniopharyngioma：long-term consequences of a chronic disease. Expert Rev Neurother. 2015，2：1-4.

13. Wu SG，Rao MY，Zhou J，et al. Distribution of metastatic disease in the brain in relation to the hippocampus：a retrospective single-center analysis of 6064 metastases in 632 patients. Oncotarget，2015，19：10-15.

14. Yamasaki F，Takayasu T，Nosaka R，et al. Magnetic resonance spectroscopy detection of high lipid levels in intraaxial tumors without central necrosis：a characteristic of malignant lymphoma. J Neurosurg，2015，122（6）：1370-1379.

15. Singh G，Das KK，Sharma P，et al. Cerebral gliosarcoma：analysis of 16 patients and review of literature. Asian J Neurosurg，2015，10（3）：195-202.

第二章 少见病例

第一节 脑内肿瘤

病例1

病例资料：患者，男，42岁，头晕后大、小便失禁2个月，自幼全身有黑斑及结节。

术前诊断：神经纤维瘤病Ⅰ型。

手术过程：术前影像学检查示双额胼胝体前方不均匀增强病变（图2-1～2-2）。全身皮肤多发色素斑沉着（图2-3），躯干及肢体多发神经纤维瘤（图2-4）。行冠切右额开颅前纵裂入路，术中见肿瘤呈灰红色，血供丰富，部分边界不清，分块全切肿瘤。

术后病理：胶质母细胞瘤。

术后回顾：患者术前有全身多发色素斑沉着及周围神经鞘瘤，合并头部肿瘤。头部肿瘤位于中线部位，不均匀增强，术前考虑为胶质母细胞瘤或血管外皮细胞瘤。术前可诊断为神经纤维瘤病Ⅰ型。神经纤维瘤病Ⅰ型是常染色体显性遗传病，与神经纤维瘤病基因功能缺失有关。该病常表现为全身多系统受损症状，应争取多学科协作联合治疗。

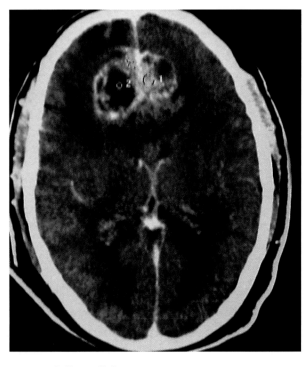

图 2-1　术前 CT 检查

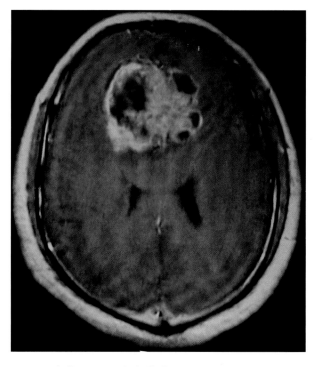

图 2-2　术前 MRI T1 加权像增强

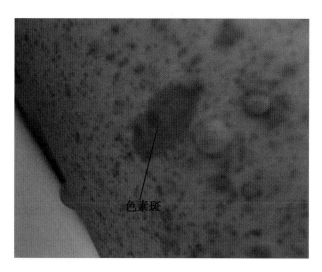

图 2-3 皮肤色素斑

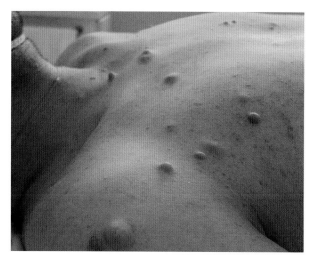

图 2-4 多发神经纤维瘤

病例2

病例资料：患者，男，50 岁，入院前 3 个月在当地医院开颅行"嗅神经母细胞瘤部分切除术"，2 个月前在当地医院经鼻行"筛窦内肿瘤大部切除术"。

术前诊断：嗅神经母细胞瘤术后。

手术过程：嗅神经母细胞瘤术后残留（图 2-5 ～ 2-7），再次采取右额开颅额外侧入路（图 2-8），行颅内部分肿瘤切除，见肿瘤呈灰红色，包膜完整，血供丰富。将肿瘤分块全切。

术后病理：嗅神经母细胞瘤。

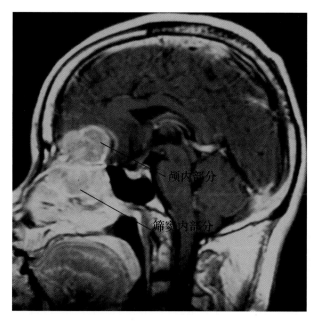

图 2-5 第一次术前 MRI T1 加权像

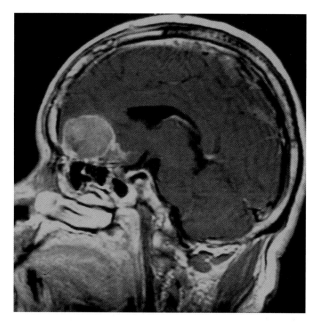

图 2-6 第三次术前 MRI T1 加权像

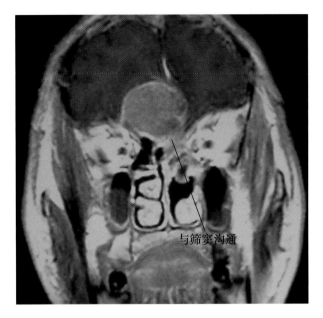

图 2-7　冠状位 **MRI T1** 加权像

与筛窦沟通

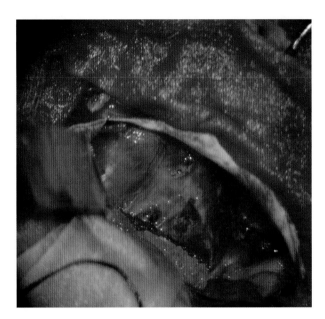

图 2-8　**显露肿瘤**

　　术后回顾：患者为三次手术患者，术后病理证实为嗅神经母细胞瘤。分次行颅内部分及蝶筛窦部分肿瘤切除术。颅鼻沟通肿瘤性质多变，有时术前做出准确诊断较为困难，可包括嗅神经母细胞瘤、畸胎癌肉瘤（图 2-9）、脑膜瘤（图 2-10、2-11）等。嗅神经母细胞瘤多数为恶性肿瘤，预后不良。手术可选择开颅和经鼻入路（神经内镜下）一期联合手术，多数需同时行前颅底修补。可选择多学科合作，由神经外科医生及耳鼻喉科医生共同完成手术治疗。耳鼻喉科医生在颅底修补技术上更为全面。

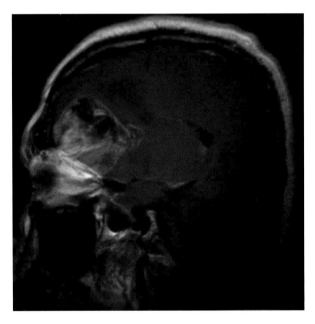

图 2-9　**另一例畸胎癌肉瘤病例的术前检查**

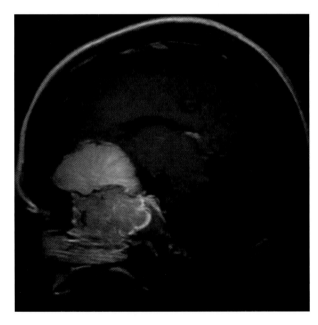

图 2-10　**另一例脑膜瘤病例的术前检查**

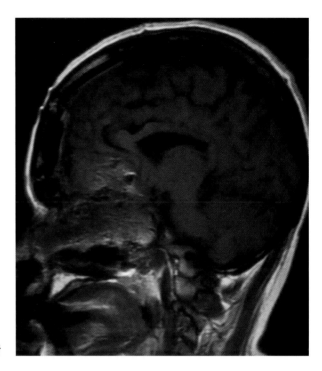

图 2-11　脑膜瘤术后

病例3

　　病例资料：患者，女，42 岁，双眼视力下降 2 年，左眼失明 1 周。

　　术前诊断：视神经胶质瘤？颅咽管瘤？

　　手术过程：术前影像学检查示左侧视神经增粗，内有流空影（图 2-12 ～ 2-16）。手术行左翼点入路，术中见左侧视神经增粗（图 2-17），视交叉显示不佳，见双侧视神经（图 2-18）、左侧嗅神经、左侧颈内动脉，左侧视神经局部变薄、发紫。纵向切开视神经表面的蛛网膜及纤维，见薄片状红色肿瘤，分块切除血块及肿瘤组织（图 2-19）。肿瘤切除后更清晰地显示视交叉轮廓，视神经后壁仅留薄薄的蛛网膜层。

　　术后病理：海绵状血管瘤。

　　术后回顾：鞍区占位病变有垂体瘤、脑膜瘤、颅咽管瘤、视神经胶质瘤、生殖细胞瘤、胆脂瘤和蛛网膜囊肿等。术前通常根据排除法作出诊断。海绵状血管瘤可发生在脑干、脊髓和脑叶内，发生在视神经罕见。本例为视神经海绵状血管瘤，术中需切开病变侧视神经方能清除血肿及肿瘤组织，可为以后类似的病例积累经验。启示：对于鞍区病变，要考虑到海绵状血管瘤的可能性，术中可切开视神经处理病变。

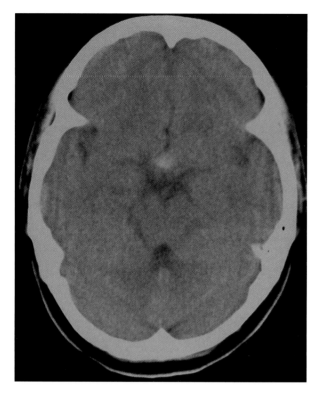

图 2-12　术前 CT 检查

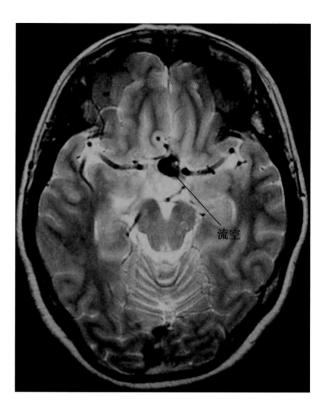

图 2-13　术前 MRI T2 加权像

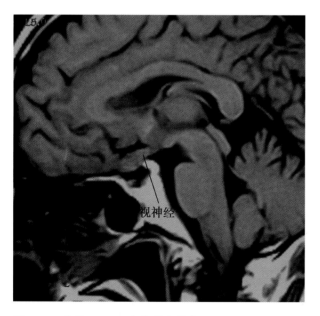

图 2-14　术前 MRI T1 加权像矢状位

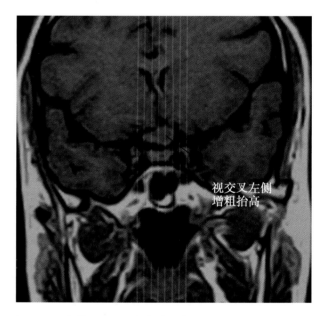

图 2-15　术前 MRI T1 加权像冠状位

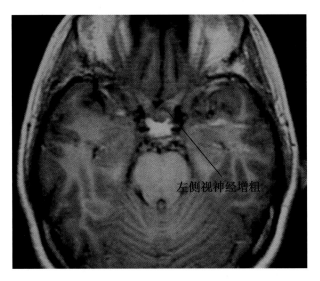

图 2-16　术前 MRI T1 加权像轴位增强

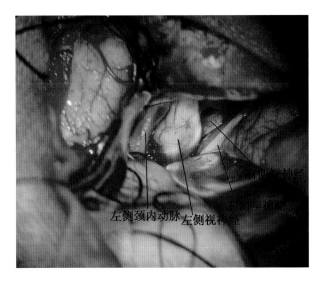

图 2-17　术中所见

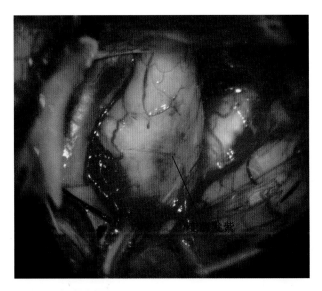

图 2-18　左侧视神经

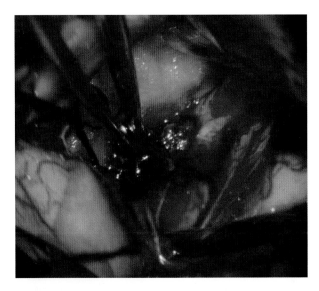

图 2-19　切除病变

病例4

　　病例资料：患者，女，51岁，左眼视力下降1年半，月经不规则。无多饮、多尿，无视力、视野障碍，血清催乳素正常。

　　术前诊断：垂体瘤。

　　手术过程：术前影像学检查示鞍区占位，为典型垂体瘤表现（图2-20、2-21）。因鞍上部位较多，故行右侧眉弓入路。术中见视神经"三条腿"，右侧视神经为2条（图2-22）。分块切除肿瘤（图2-23），逐步暴露视神经各分支，见视神经中支与鞍膈粘连。根据术中情况推测视神经"三条腿"发生的机制，考虑为视神经逐步受肿瘤推挤所致（图2-24）。

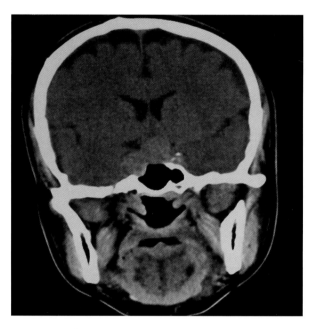

图2-20　术前冠状位CT检查

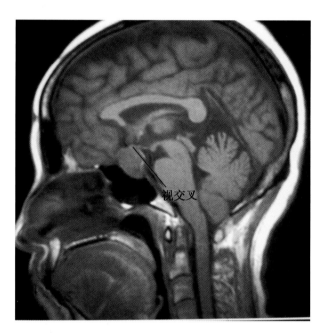

图2-21　术前MRI矢状位T1加权像平扫

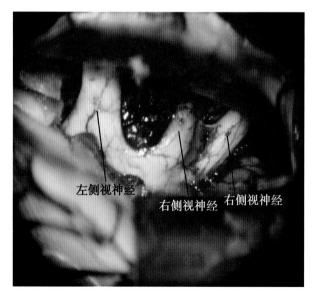

图2-22　显露视神经的"三条腿"

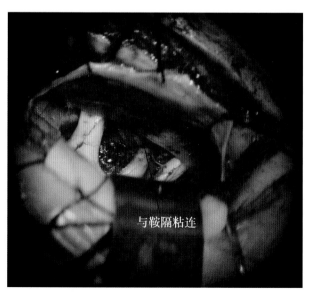

图2-23　分块切除

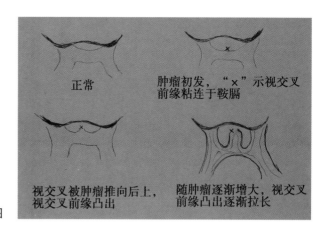

图 2-24 视神经分叉发生机制设想图

术后病理：垂体瘤。

术后回顾：本例术前诊断为典型垂体瘤，术中见视神经异常解剖结构。根据术中解剖结构的粘连位置，考虑视神经结构变异为肿瘤缓慢生长推挤视神经所致。启示：病理情况下正常的解剖结构可发生明显变异，需在临床手术中逐渐积累各种变异的经验，以处理术中可能出现的复杂情况。

病例5

病例资料：患者，男，30 岁，头痛半年，视力下降 1 个月，无抽搐。

术前诊断：左颞顶枕胶质母细胞瘤。

手术过程：术前影像学检查示左颞顶枕叶不规整强化占位（图 2-25）。行左颞顶脑沟入路，见肿瘤呈灰红色，血供丰富，边界不清，分块全切肿瘤。

术后病理：胶质母细胞瘤。

术后回顾：该患者姥爷 60 年前因头痛死亡，母亲 13 年前行脑胶质母细胞瘤手术，术后半年死亡。本次对该患者行左颞顶枕叶开颅肿瘤切除术，术后病理示胶质母细胞瘤。考虑该患者为三代遗传脑肿瘤，似乎可为我们提供更多的有关胶质瘤遗传基因的研究，亦提示我们建立完善胶质瘤标本数据库的重要性。

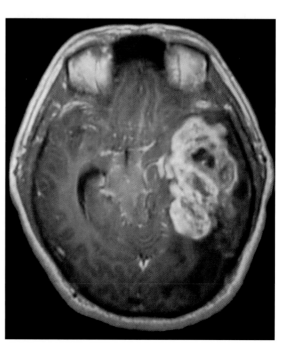

图 2-25 术前 MRI 检查

病例6

病例资料：患者，男，14 岁，间断性头痛 2 个月，眼底水肿，左足底色素斑 1.5cm×1cm。

术前诊断：黑色素瘤。

手术过程：术前 MRI 检查示右顶枕多发增强病灶，柔脑膜种植（图 2-26 ～ 2-27）。足底见色素斑（图 2-28）。行右顶枕入路，硬脑膜外已见黑色（图 2-29），打开硬脑膜，见灰红色肿瘤，周围脑组织黑染（图 2-30）。整块全切肿瘤，见肿瘤大体标本呈黑色。

术后病理：黑色素瘤。

术后回顾：颅内黑色素瘤分为原发性黑色素瘤和转移性黑色素瘤，原发灶主要是皮肤色素痣的恶变。颅内肿瘤多位于颅底及椎管内，少数位于硬脑膜或脑实质内，多发生沿蛛网膜和软脑膜的播散种植。黑色素细胞肿瘤的影像学表现多样，CT 多呈高密度或等密度，无特异性。由于肿瘤内部色素含量的不同以及瘤内出血的影响，MRI 信号多变，多数见明显强化。黑色素瘤为高度恶性，手术后可辅以放、化疗，但效果不佳，弥漫性黑色素瘤患者生存期小于 1 年。

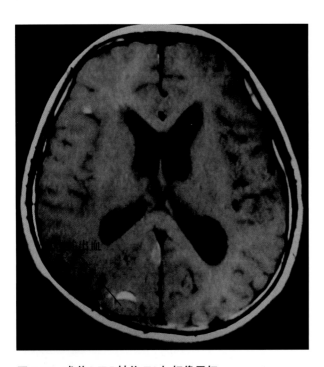

图 2-26　术前 MRI 轴位 T1 加权像平扫

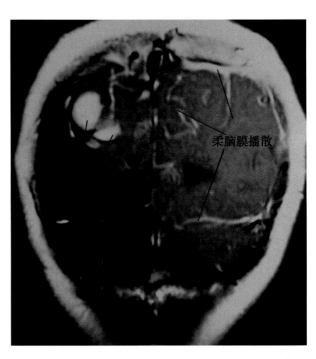

图 2-27　术前 MRI T1 加权像冠状位增强示

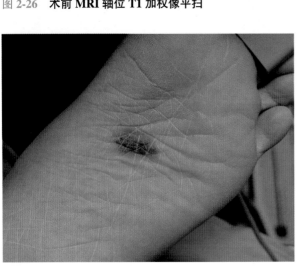

图 2-28　足底色素斑

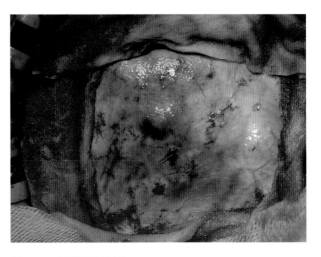

图 2-29　硬脑膜呈黑色

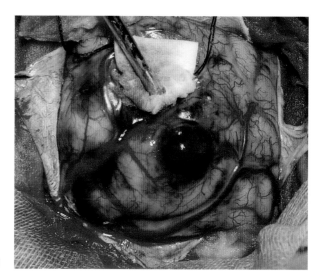

图 2-30　显露肿瘤

病例7

病例资料：患者，男，45 岁，入院前 1 年在唐山行左颞开颅肿瘤全切，病理为胶质母细胞瘤，术后行放和化疗。头痛半年。

术前诊断：左颞胶质母细胞瘤术后。

手术过程：入院前 1 年行左颞胶质母细胞瘤切除术（图 2-31），手术半年后复查无复发（图 2-32）。本次术前 MRI T1 加权像增强示肿瘤明显复发，体积增大（图 2-33）。行左额颞开颅，术中见肿瘤质韧（图 2-34），与硬脑膜有粘连，边界较清楚，血供丰富，分块全切。

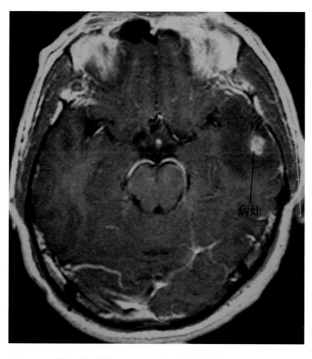

病灶

图 2-31　第一次术前 MRI T1 加权像增强

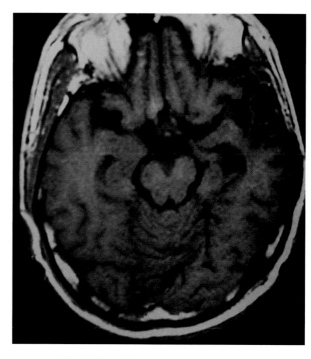

图 2-32　第一次术后半年 MRI T1 加权像平扫

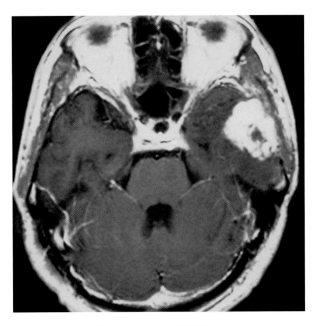

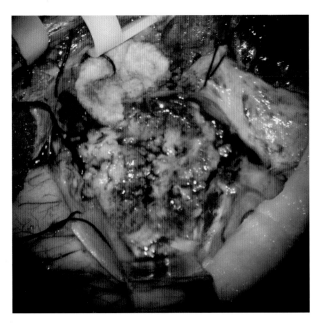

图 2-33 本次术前 MRI T1 加权像增强　　　　图 2-34 显露肿瘤

术后病理：恶性纤维组织细胞瘤。

术后回顾：恶性纤维组织细胞瘤属于颅内原发性肉瘤，起源于中胚层间叶组织。由于这一类肿瘤组织大多比较软，湿润，粉红色，状似鱼肉，故名肉瘤。恶性纤维组织细胞瘤大多发生于幕上，瘤蒂位于硬脑膜或相关结构，少数位于脑实质内。治疗以手术切除为主，术后多在 2 年内原位复发。对放、化疗不敏感，预后差。

病例8

病例资料：患者，男，7 岁，多饮、多尿伴性早熟 1 年半。

术前诊断：鞍区混合型生殖细胞瘤。

手术过程：首次 MRI 检查示鞍区、第三脑室后病变（图 2-35 ～ 2-36），给予鞍区及第三脑室后病变试行放疗。放疗后鞍上肿瘤消失，视神经、视交叉、垂体柄形态可见（图 2-37）；第三脑室后部分残留包膜强化。患者临床多饮、多尿症状好转。术后 1 年鞍区肿瘤复发，体积增大（图 2-38）。第三脑室后部分未见异常信号。对鞍区肿瘤行前纵裂入路（图 2-39），切除鞍上部分肿瘤，可见视交叉、肿瘤。从肿瘤内取出数个小蛋样物质（胆脂）。离断前交通动脉（图 2-40），进一步暴露并切除肿瘤后部。

术后病理：恶性畸胎瘤。

术后回顾：生殖细胞肿瘤多位于第三脑室后，一部分位于鞍区。本病例第三脑室后和鞍区均有病变。放疗后半年 2 个病灶均消失，放疗后 1 年鞍上部分复发，第三脑室后无复发。由于鞍上部分肿瘤位置较高，故行前纵裂入路。术中离断前交通动脉，全切肿瘤。对颅内生殖细胞瘤以化疗为主，辅以中低剂量的放疗。对于恶性畸胎瘤，采取手术并辅以局部放疗和化疗。

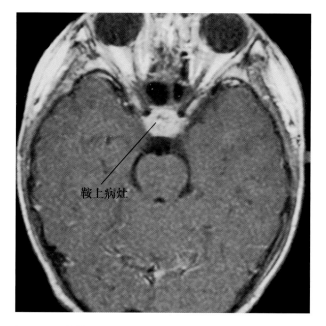

图 2-35　术前 MRI T1 加权像增强

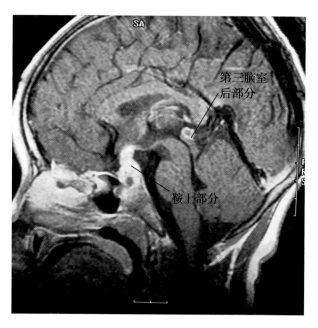

图 2-36　术前 MRI T1 加权像矢状位增强

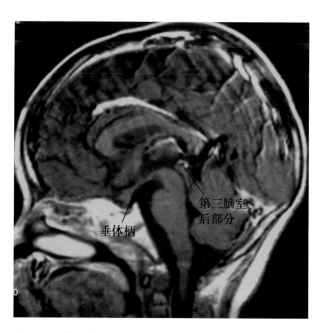

图 2-37　放疗后半年 MRI T1 加权像矢状位

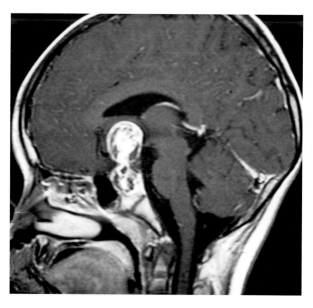

图 2-38　术后 1 年 MRI T1 加权像矢状位

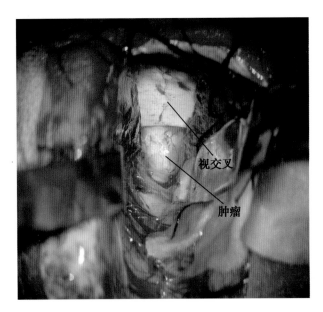

图 2-39 前纵裂入路

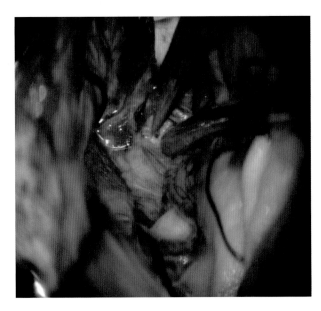

图 2-40 离断前交通动脉

病例9

病例资料：患者，男，3 个月，视力下降 1 周，双眼不追物。

术前诊断：三角区脉络丛乳头状瘤。

手术过程：术前影像学检查示三角区等密度病灶，似与脉络丛关系密切（图 2-41）。行三角区入路，沿脑沟入路进入脑室（图 2-42、2-43）。见肿瘤呈浅红色，与周围组织边界清楚，清晰可见脑室壁及脉络丛（图 2-44）。肿瘤血供中等，整块全切肿瘤，清晰可见脑室侧壁结构。术后 CT 检查示额颞顶硬脑膜下积液（图 2-45、2-46）。

术后病理：脉络丛乳头状瘤（偶见核分裂）。

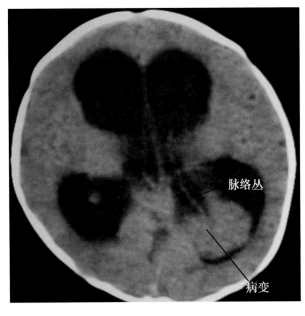

图 2-41 术前 CT 检查

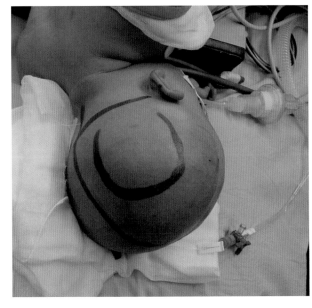

图 2-42 三角区入路

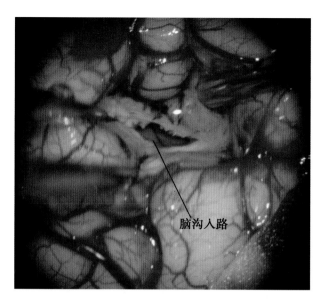

图 2-43　脑沟入路

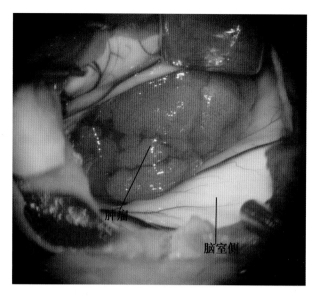

图 2-44　显露肿瘤

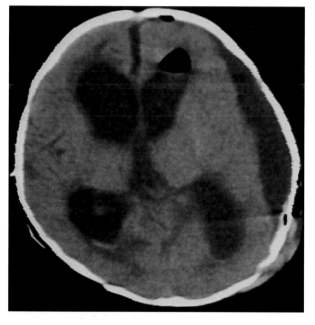

图 2-45　手术当晚 CT 检查

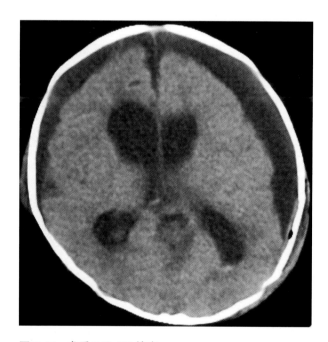

图 2-46　术后 3 天 CT 检查

术后回顾：脉络丛乳头状瘤多发生于小儿，三角区多见，以分泌脑脊液为特征，脑室扩张明显，本例完全符合。在定位准确的情况下，如导航、术中 B 超的引导下，可行脑沟入路，以减少损伤，进入脑室。脉络丛乳头状瘤为良性肿瘤，多与周围组织边界清楚，可做到全切。脑积水明显的患者，在肿瘤切除完毕快速减压后，由于颅内压力变化过快，可出现硬脑膜下积液。如积液体积不大，可保守观察，如进行性扩大，需行外引流或分流术。

病例 10

病例资料：患者，女，48 岁，左侧耳鸣伴听力下降 1 年半，左侧面瘫，行走不稳半年。

术前诊断：听神经瘤？囊性脑膜瘤？

手术过程：术前 MRI 检查示小脑脑桥角区囊实性肿瘤，部分强化（图 2-47 ～ 2-49）。行小脑脑桥角入路，术中见面听神经覆盖于肿瘤表面（图 2-50）。肿瘤囊性部分黄色清亮，实性部分较硬，血供中等，呈黄白色。将肿瘤分块全切，面听神经保护完好。术后 3 周复查 MRI 示肿瘤全切（图 2-51）。

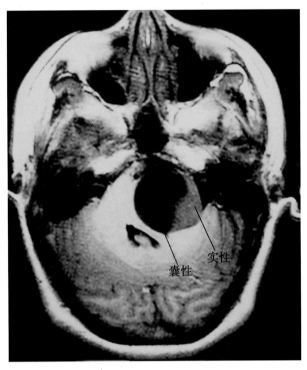

图 2-47　术前轴位 MRI T1 加权像平扫

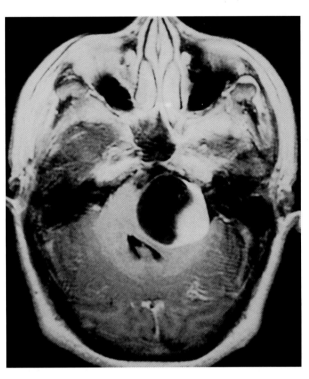

图 2-48　术前 MRI T1 加权像强化

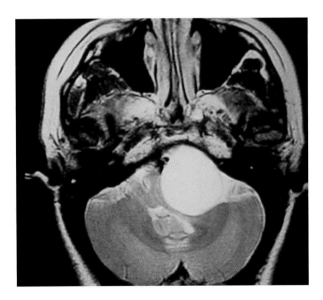

图 2-49　术前 MRI T2 加权像

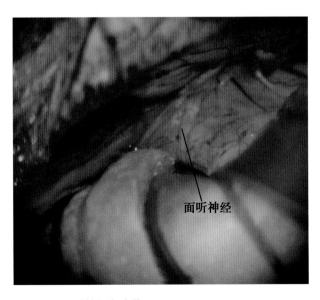

图 2-50　面听神经复合体

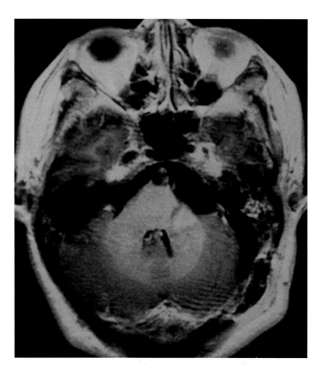

图 2-51　术后 3 周复查 MRI

术后病理：神经鞘瘤。

术后回顾：前庭神经鞘瘤为小脑脑桥角区常见肿瘤，面听神经的解剖保留是手术的最基本要求。绝大多数面听神经位于肿瘤的腹侧、腹侧上方或腹侧下方，位于肿瘤背侧者罕见。在行小脑脑桥角区神经鞘瘤手术过程中要考虑到神经位于背侧的可能，显微镜下的认真观察及术中电生理的监测均是有效的手段。

病例11

病例资料：患者，女，53 岁，右侧耳鸣半年，头晕 1 个月，呕吐 10 天。

术前诊断：小脑脑桥角区胆脂瘤。

手术过程：术前 MRI 检查示小脑脑桥角区囊性占位，边界清楚（图 2-52、2-53）。行右侧小脑脑桥角入路，见囊性占位。囊为淡黄色，含 2ml 稀脓汁样液体，其内有胆脂瘤样物，囊壁厚韧，浅橘色，或白色纤维化（图 1-54）。术中冰冻病理切片示"转移瘤"。分块全切肿瘤，显露小脑脑桥角区神经血管结构。

术后病理：表皮样瘤，鳞状上皮恶性变。

术后回顾：表皮样瘤亦称胆脂瘤，临床上所见均为良性病例。本例术中冰冻病理切片报转移瘤，术后病理示恶性胆脂瘤，为罕见病例。耳鼻喉科文献有报道颞骨的胆脂瘤合并鳞状细胞癌。本病例术后因肿瘤全切，以观察为主。

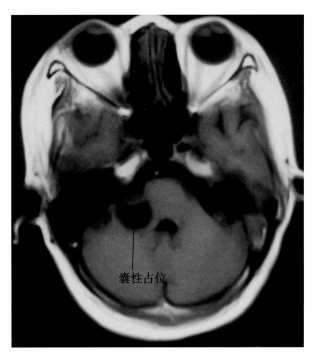

图 2-52　术前 MRI T1 加权像

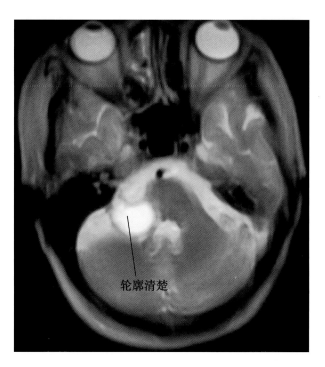

图 2-53　术前 MRI T2 加权像

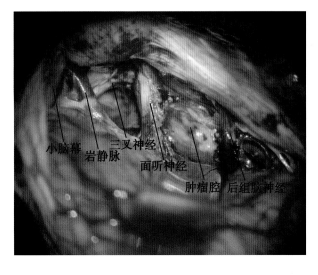

图 2-54　术区结构

病例12

病例资料： 患者，男，48 岁，间断性头痛 6 年。

术前诊断： 左鞍旁皮样囊肿。

手术过程： 术前影像学检查示左鞍旁混杂信号占位，脑内多发高信号，病灶形态规整，边缘光滑（图 2-55 ～ 2-58）。行左侧小翼点开颅，见额颞硬脑膜下有多发脂类病变（图 2-59）。暴露鞍旁结构，见鞍底硬脑膜隆起，有多发脂类小病变。剪开鞍底硬脑膜，见胆脂样内容物（图 2-60、2-61）。将肿瘤分块全切，见海绵窦外侧壁的内层。

术后病理： 皮样囊肿。

术后回顾： 皮样囊肿为少见的先天性肿瘤，它与上皮样囊肿内容物的不同之处在于囊内含有中胚层形成的皮肤附件，如毛囊、皮脂腺及汗腺等。本例术前 MRI 检查示颅内多发高信号，考虑为肿瘤破裂，内容物沿蛛网膜下隙播散所致。本病为良性病变，手术为有效的治疗手段。

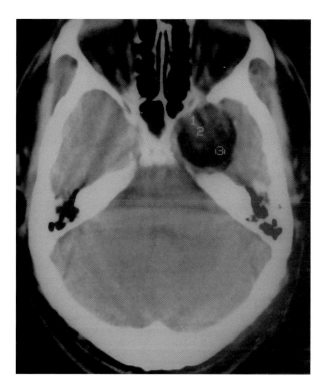

图 2-55　术前 CT 检查

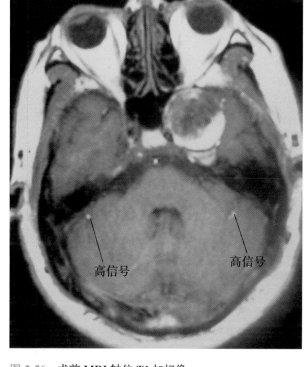

图 2-56　术前 MRI 轴位 T1 加权像

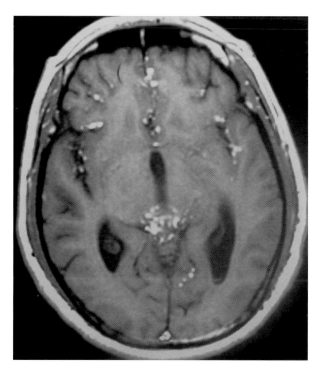

图 2-57　术前 MRI T1 加权像增强脑内多发高信号

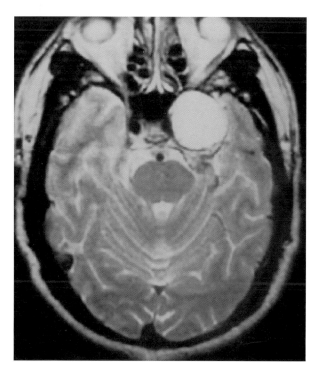

图 2-58　术前 MRI T2 加权像

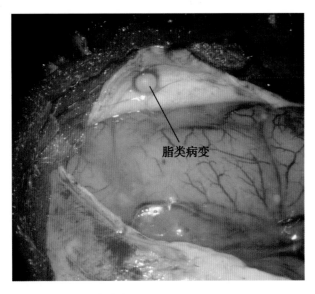

图 2-59　多发脂类病变

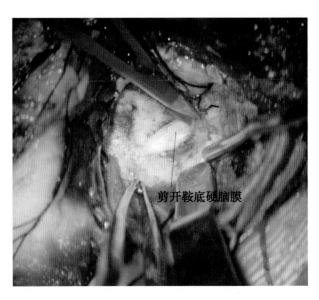

图 2-60　剪开鞍底硬脑膜

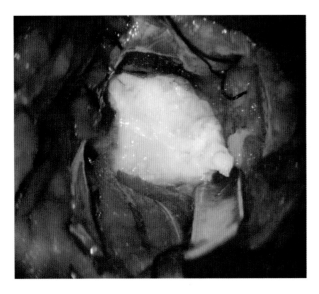

图 2-61　脂类内容物

病例13

病例资料： 患者，男，11岁，2年前行小脑蚓部髓母细胞瘤全切术，术后给予局部＋全脑＋脑脊髓放疗，近2个月头痛逐步加重。

术前诊断： 髓母细胞瘤术后双额种植。

手术过程： 术前影像学检查示前颅底病灶，不均匀增强（图2-62 ～ 2-64），似有基底位于前颅底。行冠状切口额底入路，见肿瘤实性，与周围组织粘连紧密，血供丰富，质地较韧（图2-65），分块全切肿瘤。

术后病理： 髓母细胞瘤转移。

术后回顾： 髓母细胞瘤恶性程度高，易脱落，在中枢神经系统内多转移至脊髓，转移至幕上者少见。颅外可转移至骨、淋巴结和肺等。局部＋全脑＋全脊髓放疗可减少种植转移的概率。

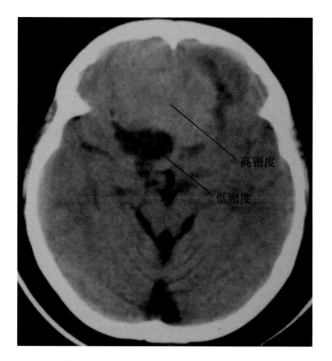

图 2-62 术前 CT 检查

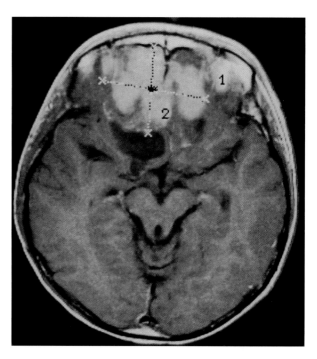

图 2-63 术前 MRI T1 加权像增强

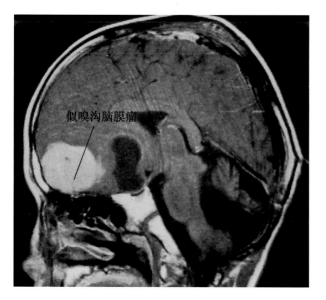

图 2-64 术前 MRI T1 加权像矢状位强化

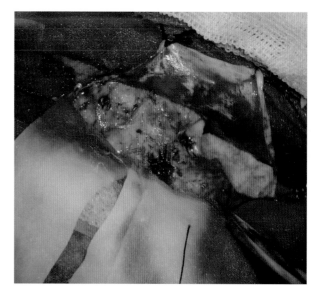

图 2-65 显露肿瘤

病例14

　　病例资料：患者，男，14 岁，2 年前行小脑蚓部髓母细胞瘤全切除术，术后行全脑 + 全脊髓放疗，1 周前出现双下肢麻木。

　　术前诊断：髓母细胞瘤术后骶部种植。

　　治疗过程：2 年前术前头部 MRI 检查示第四脑室占位，术后病理为髓母细胞瘤（图 2-66）。本次入院时头部 MRI 检查示第四脑室区域无肿瘤复发（图 2-67）。腰骶部 MRI 检查示肿瘤骶尾部种植（图 2-68）。本病例未采取手术，给予腰骶部局部放疗。

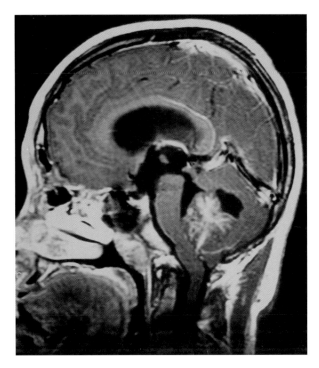

图 2-66　2 年前术前头部 MRI T1 加权像增强

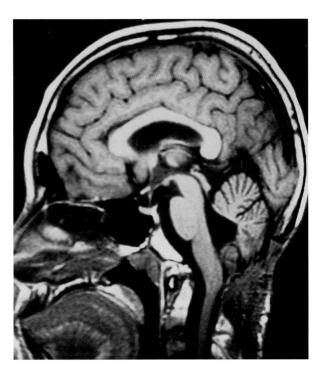

图 2-67　本次入院时头部 MRI 检查 T1 加权像平扫

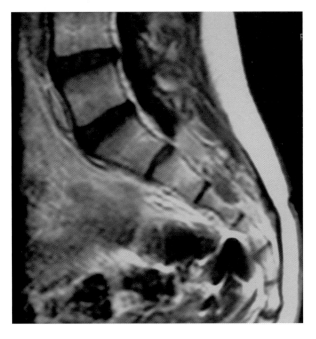

图 2-68　本次入院时腰骶部 MRI T1 加权像

　　病例回顾：本病例为髓母细胞瘤 2 年后骶尾部种植，髓母细胞瘤的肿瘤细胞脱落后多种植至脊髓。由于种植到脊髓后多与神经根粘连紧密，手术困难，对脊髓功能造成严重损伤，故脊髓种植后多选择局部放疗。

第二节　颅骨头皮肿瘤

病例15

病例资料：患者，女，39岁，左额逐渐长大肿块半年。

术前诊断：左额脑膜瘤？

手术过程：术前MRI检查示左额不均匀增强病灶，颅骨内外板侵袭，肿瘤位置较低，接近于前颅底（图2-68、2-69）。行冠状切口开颅（图2-70），见肿瘤于头皮上膨隆明显（图2-71）。肿瘤破坏颅骨，与颅骨边界不清，血供中等。于肿瘤周边采取扩大切除。

术后病理：骨巨细胞瘤。

术后回顾：本病例术前诊断为脑膜瘤。脑膜瘤可引起局部颅骨增生变厚，少数二级脑膜瘤亦可破坏颅骨，但脑膜瘤多表现为均匀一致增强。骨巨细胞瘤绝大多数为良性肿瘤，少数为潜在恶性和恶性，肿瘤内多有出血区域，这也是影像学上不均匀增强的基础。骨巨细胞瘤多发生在蝶骨和颞骨，额骨极少见。在术前应与脑膜瘤鉴别，较难做出明确诊断。

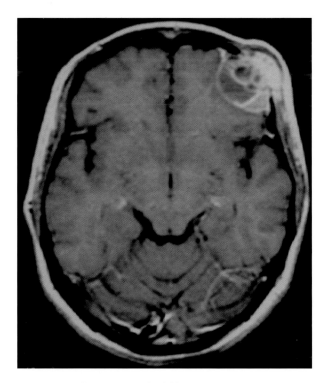

图 2-68　术前 MRI T1 加权像轴位增强

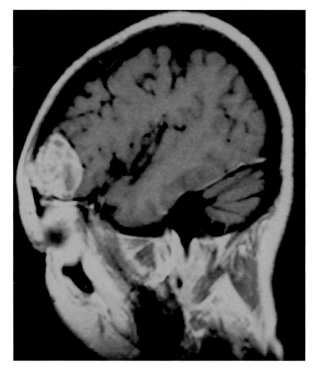

图 2-69　术前 MRI 矢状位 T1 加权像增强

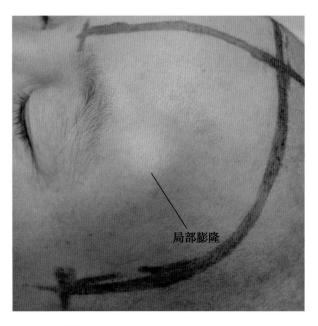

图 2-70 冠状切口

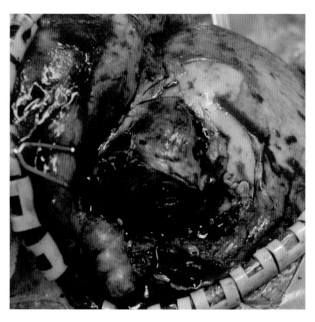

图 2-71 显露肿瘤

病例16

病例资料：患者，男，5岁，出生时见额部肿块，直径为0.5cm，入院时直径为4cm。

术前诊断：头皮胆脂瘤。

手术过程：术前X线片示额部局部骨质缺损（图2-72）。头部MRI检查示头皮囊性占位（图2-73、2-74）。切开头皮即见囊性占位，包膜完整（图2-75）。肿物内容物为囊性，液体清亮，内容物为胆脂成分。完整剥离肿物，见下方骨膜及颅骨完整（图2-76）。

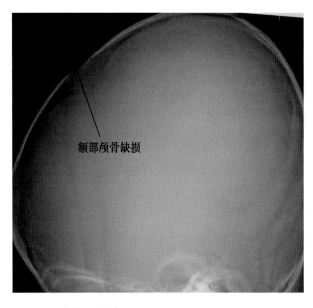

图 2-72 术前 X 线片

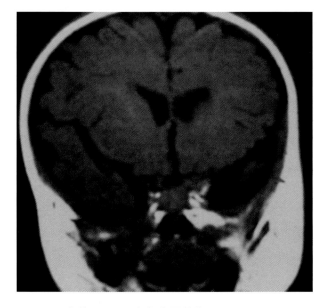

图 2-73 术前 MRI T1 加权像冠状位

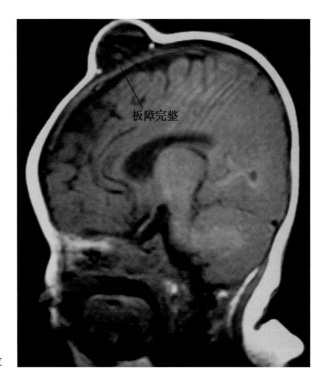

图 2-74　术前 **MRI T1** 加权像矢状位

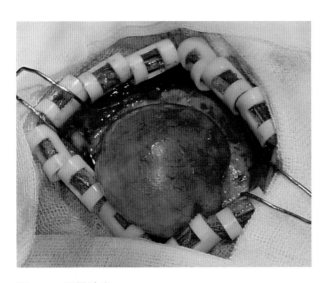

图 2-75　显露肿瘤

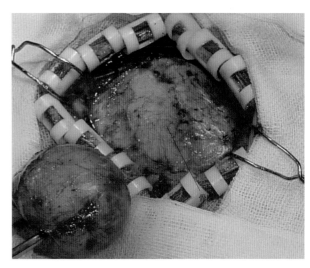

图 2-76　完整剥离

　　术后病理：胆脂瘤。

　　术后回顾：头皮脂肪瘤多位于皮肤或皮下组织浅层，生长缓慢，发生恶变者罕见。本例患者术前、术中资料完整，为典型头皮胆脂瘤表现。需要注意的是术前 X 线片似有骨质缺损，但 MRI 及术中所见颅骨均完整。考虑肿瘤恰位于冠状缝处，因为冠状缝未闭，所以术前影像学显示似有骨质缺损。

第三节　囊肿及先天性病变

病例17

　　病例资料：患者，男，18岁，头痛1年，血囊虫补体试验（–）。

　　术前诊断：颅咽管瘤？囊虫？

　　手术过程：术前影像学检查示前、中、后颅底巨大多囊性占位（图2-77 ～ 2-80），行右侧额颞入路，分别切除前、中、后颅底囊性占位，分离解剖各病变部位（图2-81 ～ 2-84）。部分囊壁术中冰冻病理切片示小细胞恶性肿瘤。分块大部切除囊性占位，术后CT检查见图2-85。

　　术后病理：胶原变性，散在胆固醇裂隙，散在多量淋巴细胞。

　　术后回顾：该患者为颅底多发囊性占位，术前诊断考虑为颅咽管瘤或囊虫。颅咽管瘤可从鞍上向前颅底、中颅底、小脑脑桥角区方向生长，囊虫如为多发灶，亦可广泛位于颅内。术中见多数占位，为蛛网膜囊肿表现，位于第一间隙病变为肿瘤表现。术中探查，尽量清除蛛网膜囊壁结构，并打通与颅底基底池间隙。启示：神经外科病种繁多，在临床上时常会碰到少见或罕见病例，需结合已有的知识及病变的具体情况给予个体化的治疗。

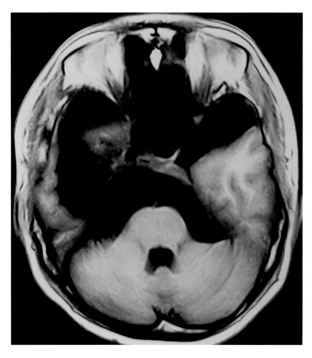

图 2-77　术前 MRI T1 加权像平扫

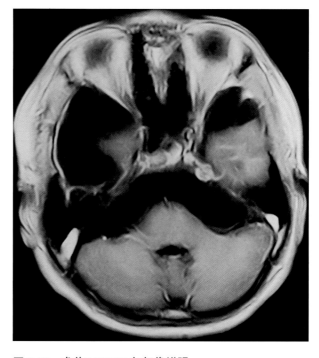

图 2-78　术前 MRI T1 加权像增强

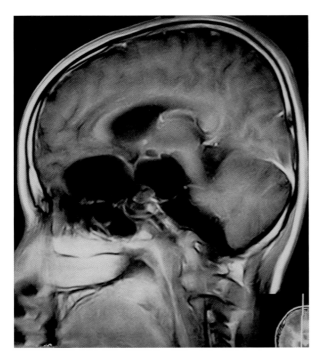

图 2-79 术前 MRI 矢状位 T1 加权像增强

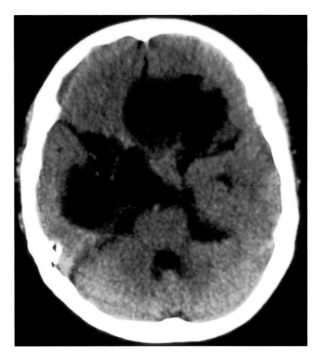

图 2-80 术前 CT 检查

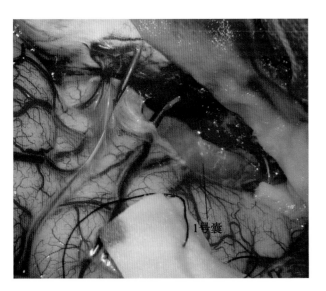

图 2-81 1 号囊

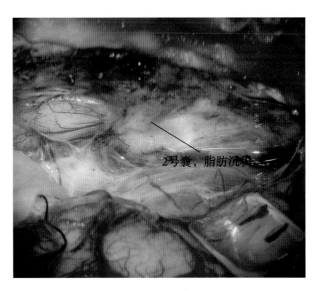

图 2-82 2 号囊

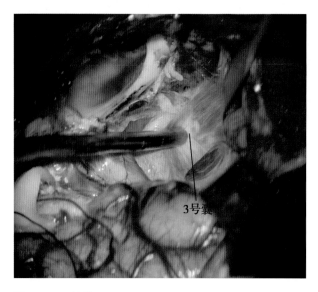

图 2-83　3 号囊

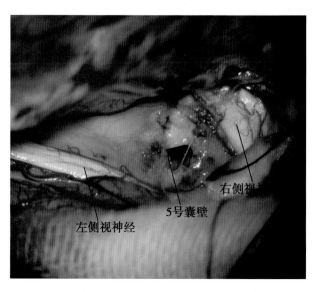

图 2-84　5 号囊

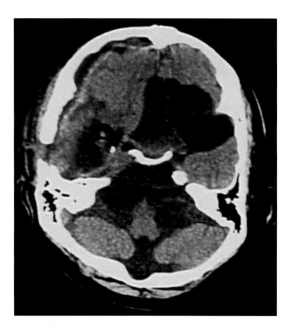

图 2-85　术后 CT 检查

病例18

病例资料: 患者,女,1 岁半,头颅形状异常,身材矮小 1 年。

术前诊断: 舟状颅。

手术过程: 术前 X 线检查示颅骨前后径增大(图 2-86)。行冠状切口并中线长直切口,离断骨性中线,咬出中线部位骨质约 2cm,前缘过冠状缝,后缘至人字缝(图 2-87)。

术后回顾: 狭颅症系颅缝早闭引起的先天性头颅畸形。矢状缝早闭形成长头畸形,又称舟状颅。表现为头颅横径生长受限,前后径生长显著,头长而窄,呈舟状。David Ⅱ型重建法为目前较常采用的术式。

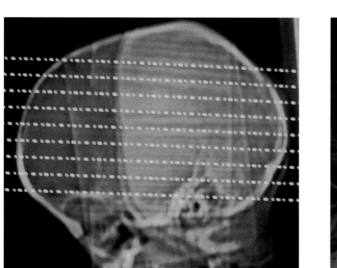

图 2-86 术前 X 线片

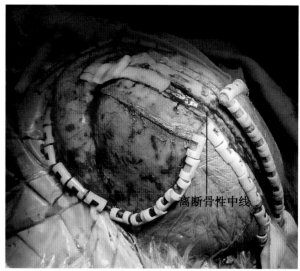

离断骨性中线

图 2-87 术中所见

病例19

病例资料：患者，女，1 岁半，出生后鼻根部异常，进行性生长。

术前诊断：鼻根部脑膜脑膨出。

手术过程：术前 X 线检查示鼻根部骨缺损（图 2-88）。术前 MRI 矢状位示脑膜脑组织从前颅底缺损处向外嵌出（图 2-89）。颜面部外观示鼻根肿块明显，透光试验阳性（图 2-90、2-91）。手术行冠状切口开颅，对鼻根部脑膜脑膨出采取切除修补术。

术后回顾：先天性脑膜脑膨出少见。X 线、CT 可明确骨缺损位置，MRI 可进一步明确脑膜脑膨出的成分。对于诊断明确者，可手术切除膨出部位，对缺损部位进行修补。

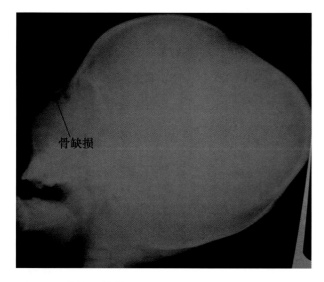

骨缺损

图 2-88 术前 X 线片

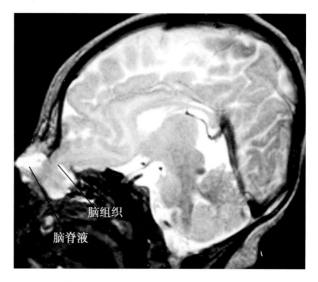

脑组织

脑脊液

图 2-89 术前 MRI 矢状位 T1 加权像

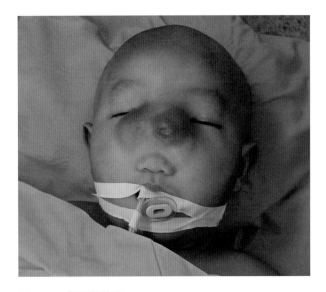

图 2-90 颜面部外观

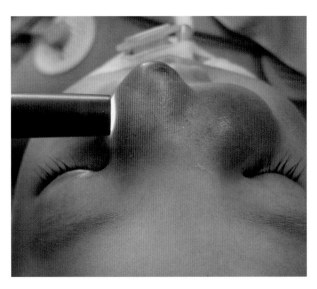

图 2-91 透光试验

第四节 脱髓鞘病变

病例20

病例资料： 患者，女，35岁，行走不稳、右侧面部和右手麻木11天，头痛4天，无抽搐。

术前诊断： 左顶叶星形细胞瘤？

手术过程： 术前CT和MRI检查示左顶叶低信号，与周围组织边界不清，增强不均匀（图2-92～2-94）。手术行左顶开颅，见病灶水肿液化，中心略黄，呈清水状。部分边界不清，血供中等，沿病灶大概边界近全切。术中冰冻病理切片示"胶质增生"。

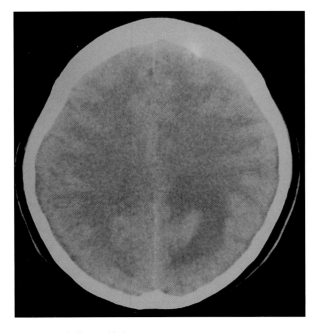

图 2-92 术前 CT 检查

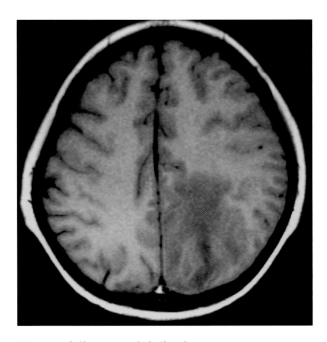

图 2-93 术前 MRI T1 加权像平扫

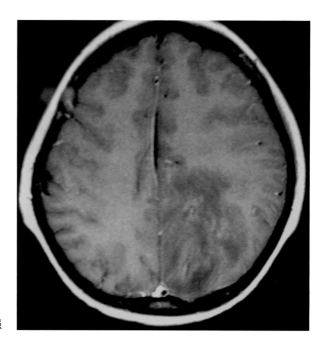

图 2-94　术前 MRI T1 加权像增强

　　术后病理：脑组织软化，病灶周围星形细胞原浆样变，血管周围淋巴样细胞浸润，周围脑组织水肿，胶质细胞小灶样增生，灶性格子细胞形成。考虑脱髓鞘假瘤。

　　术后回顾：低级别胶质瘤与单发脱髓鞘病变的鉴别是一个难点。对于不典型病例，往往需要神经内外科医生反复会诊。MRS、PET 检查、神经内科抗感染治疗及活检是较为有效的鉴别诊断手段，但亦有少数情况抗感染治疗无效或活检仍不能明确诊断的病例。

病例21

　　病例资料：患者，女，27 岁，头痛、恶心 3 个月。

　　术前诊断：颅内多发胶质瘤。

　　手术过程：术前影像学检查示右顶枕囊性多发占位，有液平，病灶轻度增强，考虑肿瘤合并出血（图 2-95 ～ 2-98）。手术行右颞顶枕开颅右颞枕病灶切除术。术中见病灶为黄色实质，质韧，边界不清，整块全切病灶。术中冰冻病理未见肿瘤组织，可见胶质增生。

　　术后病理：血管周围淋巴细胞呈套袖样浸润，考虑脱髓鞘。

　　术后回顾：本病例启示有 2 点。① MRI 的囊实性表现与术中不完全相符。本例术前肿瘤 MRI 上似呈囊性，有液平，术中完全为实性质韧。②本例影像学较符合胶质瘤表现，但以后对类似病例，术前仍需有更完善的检查，如 MRS 或 PET 检查，尽可能排除非肿瘤样病变，严格把握手术适应证。活检仍是明确病变性质的有效手段。

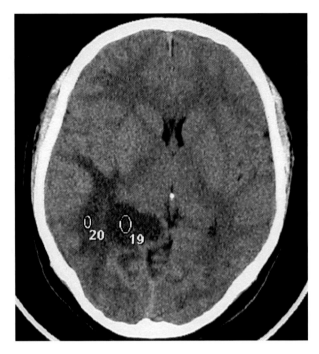

图 2-95　术前 CT 检查

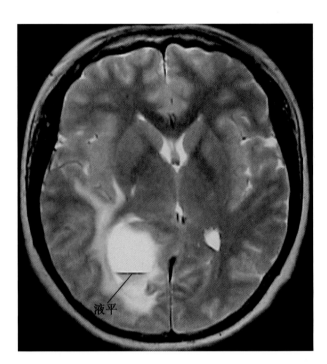

图 2-96　术前 MRI T2 加权像

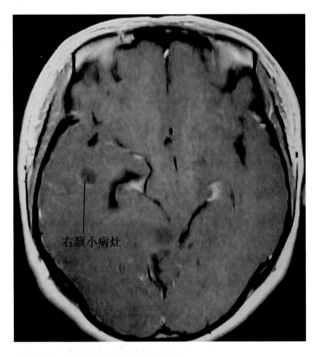

图 2-97　术前 MRI T1 加权像增强

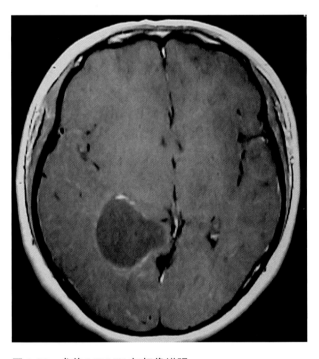

图 2-98　术前 MRI T1 加权像增强

病例22

　　病例资料：患者，男，36 岁，阵发性头痛 1 个月，加重 1 周。

　　术前诊断：右额胶质瘤。

　　手术过程：术前 MRI 检查示右额不均匀增强病灶，水肿明显（图 2-99 ~ 2-101）。行半冠右额开颅，术中见病灶边界不清，灰红色，质地软。沿病灶大致边界全切肿瘤。

　　术后病理：肿块样脱髓鞘病变。

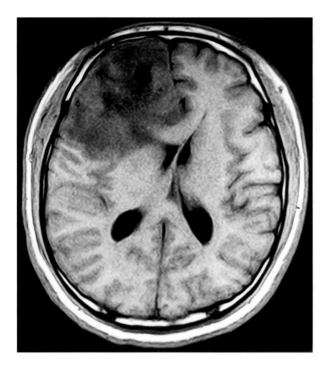

图 2-99　术前 MRI 轴位 T1 加权像

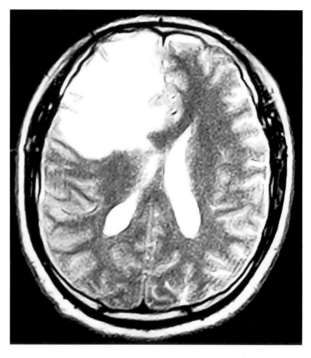

图 2-100　术前 MRI T2 加权像

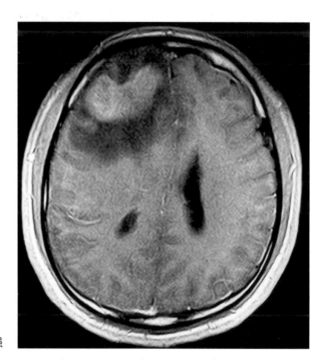

图 2-101　术前 MRI T1 加权像增强

术后回顾：本例术前 MRI 表现仍似胶质瘤，术后病理证实为脱髓鞘病变。对于近似于胶质瘤的表现，且病灶较浅、病灶占位效应明显、中线移位明显的病例，选择手术切除似乎是可接受的，但术前完善的 MRI 检查序列仍是必要的。

第五节 外 伤

病例23

　　病例资料：患者，男，20岁，头部被打入钢钉10小时伴昏迷。

　　手术过程：术前头部影像学检查示金属异物从左额顶方向进入，至右侧岩骨旁，似有脑干出血（图1-102、2-103）。术中去除金属钉周围骨质，缓慢拔除金属钉，见金属钉全长为13cm（图2-104、2-105）。术后CT检查显示术区无明显渗血（图2-106），患者的生命体征稳定。

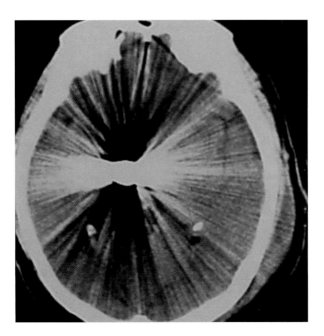

图 2-102　术前头部 CT 检查

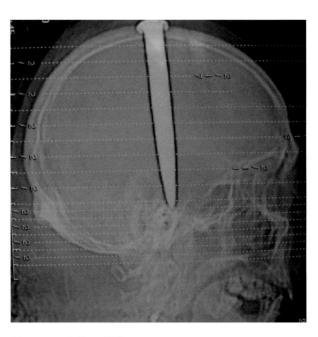

图 2-103　术前 X 线片

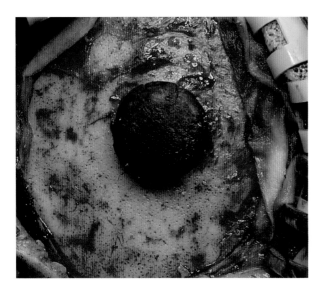

图 2-104　颅骨表面

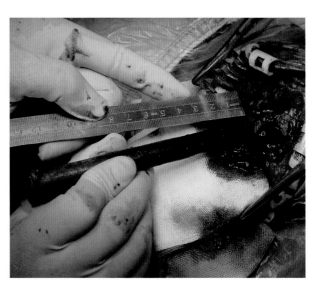

图 2-105　显示钢钉全长

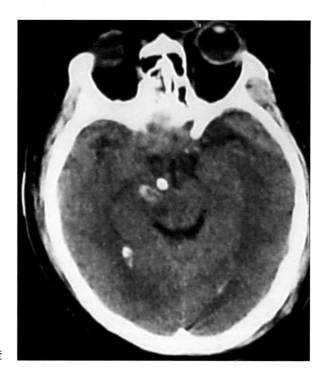

图 2-106 术后 CT 检查

　　术后回顾：患者被 13cm 金属钉完全嵌入颅内，术前昏迷，考虑为丘脑脑干损伤。拔除钢钉的风险主要在于术中大出血。本例手术术前充分备血，并做好术中转大骨瓣开颅清除血肿及去骨瓣的准备。术后 CT 检查无出血，患者病情无恶化。启示：对于较严重的颅脑损伤异物嵌顿，在做好充分各种意外情况的准备下，可选择较积极的处理方法。

参考文献

1．van der Vaart T，Rietman AB，Plasschaert E，et al．Behavioral and cognitive outcomes for clinical trials in children with neurofibromatosis type 1．Neurology，2015，30：10．

2．Doglietto F，Colosimo C，Lauriola L，et al．Intracranial melanocytic meningeal tumours and melanosis oculi：case report and literature review．BMC Cancer，2012，12：220．

3．Broomfield SJ，O'Donoghue GM．Self-reported symptoms and patient experience：A British Acoustic Neuroma Association survey．Br J Neurosurg，2015，2：1-8．

4．Gopalakrishnan CV，Ansari KA，Nair S，et al．Long term outcome in surgically treated posterior fossa epidermoids．Clin Neurol Neurosurg，2014，117：93-99．

5．Liang L，Aiken C，McClelland R，et al．Characterization of novel biomarkers in selecting for subtype specific medulloblastoma phenotypes．Oncotarget，2015，10：186-188．

6．Wong RH，Thakral B，Watkin WG，et al．Intracranial，intra-axial metastatic giant cell tumor of bone：case report and review of literature．Clin Neurol Neurosurg，2014，117：40-43．

第三章 放射性坏死与肿瘤复发的鉴别

第一节 放射性坏死

病例1

病例资料： 患者，男，35岁，右蝶骨嵴血管外皮细胞瘤术后2年，左下肢无力10天。

术前诊断： 血管外皮细胞瘤术后，右额颞放射性脑坏死。

手术过程： 右额颞大片不均匀增强病灶，囊实性混杂，中线结构移位明显（图3-1）。行右额颞开颅，术中见肿瘤有囊性部分，有实性部分，实性部分质地脆（图3-2）。沿病灶大致边界全切。切开病变标本可见病变呈脑回样变。

术后病理： 坏死组织。

术后回顾： 本例血管外皮细胞瘤术后曾行放疗，术后2年局部不均匀增强病灶，占位效应明确，需考虑肿瘤复发或放射性坏死。PET检查局部病灶为低代谢区域，考虑为放射性坏死。MRI示不均匀增强，如为复发，仍接近于原来的病变形态，多为团块样病变。故本例术前MRI及PET检查均考虑为放射性坏死，术中及术后病理亦证实。血管外皮细胞瘤具有一些恶性表现，有局部侵袭性，晚期可发生肺、肝和骨转移。术后常规行放疗。本例血管外皮细胞瘤术后行放疗，2年后发生放射性脑坏死为晚期放射性脑损伤。影响放射性脑坏死的因素有放射剂量、放射范围、患者年龄及个体敏感性等，如何更合理地应用放疗避免过度治疗也是我们需要逐步在临床和科研中进行的工作。

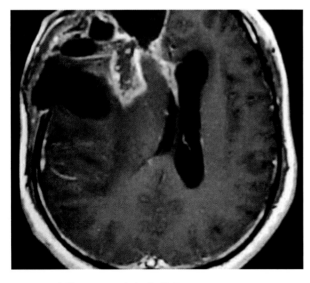

图3-1 术前MRI T1加权像增强

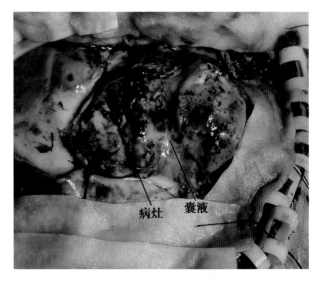

图3-2 术中显露

病例2

　　病例资料：患者，女，33岁，2年前因左下肢无力行右额顶开颅胶质瘤（Ⅱ级）切除术，术后给予放疗。术后3个月疑似复发，行伽马刀放疗。近1年患者有肢体抽搐，近1个月左下肢无力加重。

　　术前诊断：右额顶星形细胞瘤术后复发?

　　手术过程：第一次术前MRI检查示性占位（图3-3、3-4），术后病理示：星形细胞瘤（Ⅱ级），术后采用大放疗及伽马刀放射治疗。本次入院前MRI检查示术区囊性占位（图3-5），行右额顶开颅，见病灶主体为黄色囊液，近中线处为实性结节（图3-6），整块切除实性结节，术中冰冻囊壁及实性结节，显示均为胶质增生。

　　术后病理：胶质细胞非典型增生，可见格子细胞及放射治疗反应。

　　术后回顾：本例病例为Ⅱ级星形细胞瘤，术后给予大放疗及局部伽马刀立体定向放疗。术后2年在原有病变部位出现囊实性占位，从影像学上看倾向于胶质瘤复发。术后病理证实为放疗反应，仍属于晚期放射性脑损伤。本例病变放疗反应有占位效应，可选择手术治疗。对于无占位效应的病变，可在多种辅助检查的基础上，严密观察病情进展。

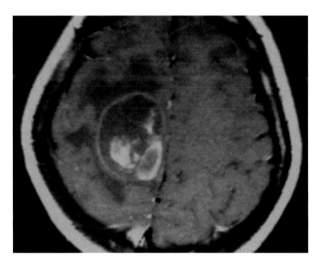

图3-3　第一次术前MRI T1加权像增强

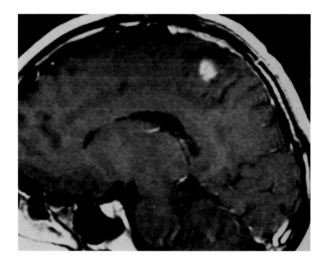

图3-4　第一次术后3个月MRI T1加权像

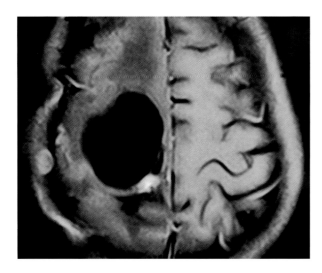

图 3-5   本次入院前 MRI T1 加权像增强

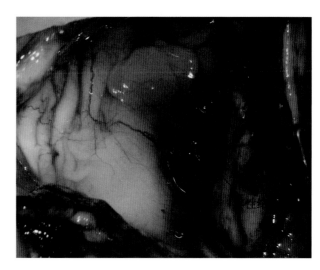

图 3-6   实性结节

病例3

病例资料：患者，女，35 岁，右额星形细胞瘤（Ⅱ级）术后 9 个月，术后发作性抽搐，每日一次。

术前诊断：右额胶质瘤术后放射性坏死?

手术过程：第一次术前 MRI 检查示右额占位，术中近全切除病灶（图 3-7），病理检查示星形细胞瘤Ⅱ级，术后给予大放疗。第二次术前 MRI 检查示右额中心病灶囊性，周围强化，周边大片水肿（图 3-8、3-9），从影像学上考虑放射性坏死的可能性大。术前 PET 检查示病灶代谢中度增高，考虑肿瘤复发可能性大。行右额原切口开颅，见病灶呈灰红色，血供丰富，部分边界不清。沿病灶大概边界全切病变。大体标本似坏死组织。

术后病理：胶质细胞轻度增生，凝固性坏死组织，血管周围细胞不典型增生。

术后回顾：本例术后 9 个月 MRI 检查示原发病灶区域大片水肿，有增强病灶，但非团块样增强，从影像学上考虑放射性坏死可能性大。术前 PET 检查示病灶区域代谢中度增高，考虑肿瘤复发可能性大。术中病灶形态及术后病理证实为坏死组织。启示：PET 检查也并不是诊断的金标准，代谢的程度尤为重要，中低度代谢增高不能排除坏死组织的可能。本例影像学为较典型的放射性坏死表现。

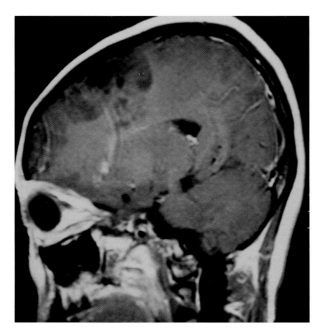

图 3-7　第一次术前 MRI 检查

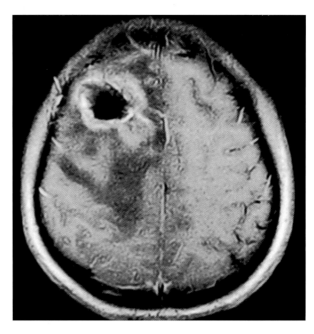

图 3-8　第二次术前 MRI 轴位 T1 加权像增强

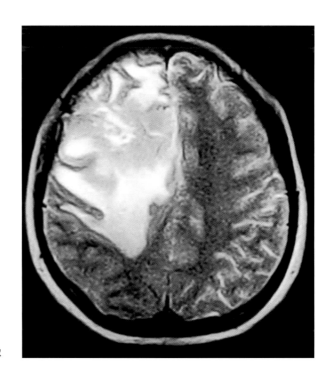

图 3-9　第二次术前 MRI T2 加权像

病例4

病例资料：患者，男，44 岁，发现右颞病变 2 年伴发作性抽搐，半年前行伽马刀治疗。术前诊断：右颞胶质瘤伽马刀术后。

手术过程：伽马刀治疗前 MRI 检查示右颞低信号病灶，轻度增强（图 3-10、3-11），半年前给予伽马刀治疗。本次术前 MRI 检查平扫示病灶大小与伽马刀治疗前无明显变化，病灶明显增强（图 3-12、3-13）。行右侧小翼点入路，小骨窗开颅，分离侧裂，显露颞叶内侧灰红色病灶（图 3-14）。病灶边界不清，色灰红，血供较丰富，分块全切病灶。

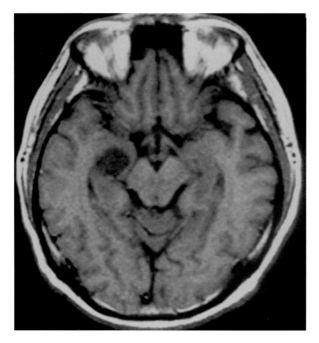

图 3-10　伽马刀治疗前 MRI T1 加权像平扫

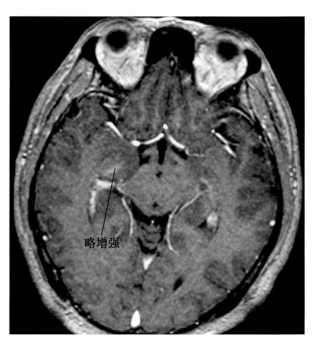

图 3-11　伽马刀治疗前 MRI T1 加权像增强

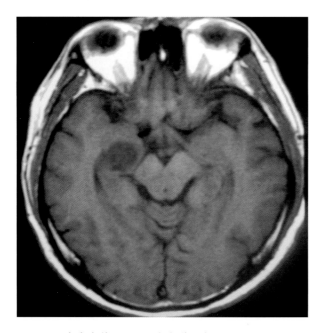

图 3-12　本次术前 MRI T1 加权像平扫

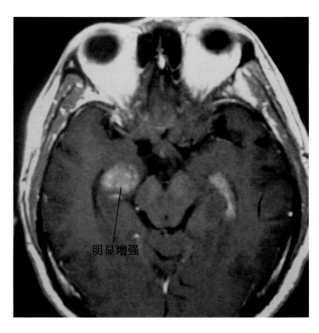

图 3-13　本次术前 MRI T1 加权像增强

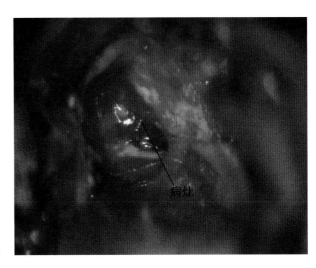

图 3-14 显露病灶

术后病理：送检脑组织，部分水肿，血管内皮细胞肿胀。

术后回顾：本例伽马刀治疗后病灶明显增强，手术切除后病理检查考虑坏死组织。启示：放疗是否可加重肿瘤组织的生长及促进性质转为恶性？伽马刀治疗为何会显示肿瘤完全坏死，已无肿瘤组织，只剩坏死组织？

病例5

病例资料：患者，男，44岁，2年前行左岛叶星形细胞瘤全切术，术后放疗。右侧肢体力弱3个月。

术前诊断：左额颞叶放射性脑坏死。

手术过程：首次术前MRI检查示左岛叶胶质瘤，术后给予大放疗。本次术前MRI检查示额叶病灶明显增强，周围大片水肿（图3-16～3-17）。行左额颞开颅，见灰红色病灶，边界不清，质韧，血供丰富。分块近全切除病灶。

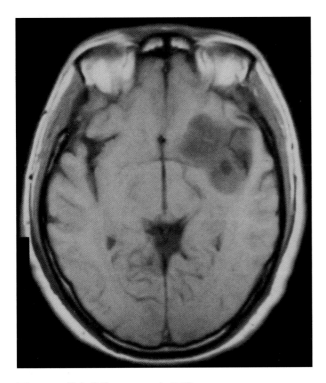

图 3-15 首次术前 MRI T1 加权像

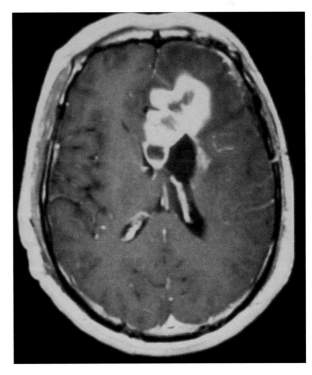

图 3-16 本次术前 MRI T1 加权像增强

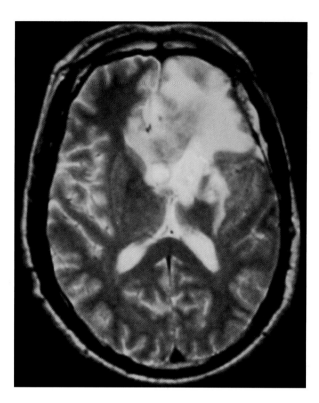

图 3-17　本次术前 MRI T2 加权像

术后病理：胶质增生，病灶周围偶见肿瘤细胞。

术后回顾：本例亦是胶质瘤放疗后原病灶周围出现增强及大片水肿。本例增强与前几例病变有所不同，本例病变增强部分基本为团块样增强，周围大片水肿是共同特点。术后病理证实病灶以坏死组织为主，有少量肿瘤细胞。

病例6

病例资料：患者，男，63 岁，11 年前行左额胶质瘤切除术，术后放疗，现头部 CT、MRI 检查示右额病变。

术前诊断：左侧额叶放射性坏死？

手术过程：患者 11 年前行左额病灶全切，病理为星形细胞瘤（Ⅱ级），术后采取大放疗（图 3-18、3-19）。9 年前、4 年前、1 年前 CT 随诊均为阴性（图 3-20 ～ 3-22）。入院时头部 CT 及 MRI 检查示右额大片明显增强病灶，周围水肿明显（图 3-23 ～ 3-25）。行右额小弧形切口开颅（图 3-26）。暴露皮质，见皮质表面略发黄，皮质下 2cm 见病变（图 3-27）。病变呈黄白色，硬韧，血供不丰富，似坏死组织，周边脑组织水肿、稀软。术中冰冻病理切片示"坏死组织"，术后病理示"坏死组织"。

术后回顾：本病例为胶质瘤术后 11 年在病灶对侧出现放射性坏死。晚期放射性坏死出现在放疗后几个月至 10 年内。晚期放射性坏死在临床上少见，究其原因，一是晚期放射性坏死的概率不如急性脑损伤和早期迟发损伤多，二是恶性肿瘤多数生存期达不到 10 年。本病例给我们提供了一个很好的病例资料，反射性坏死可于远期出现，亦可在远隔部位出现。控制放疗的剂量、结合化疗、减少过度放疗也是我们需要逐步重视的问题。

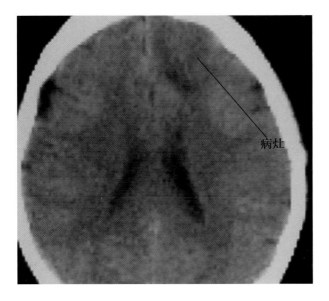

图 3-18　11 年前术前头部 CT 检查

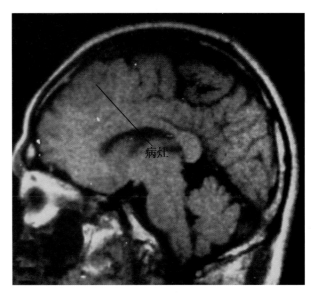

图 3-19　11 年前头部 MRI 检查

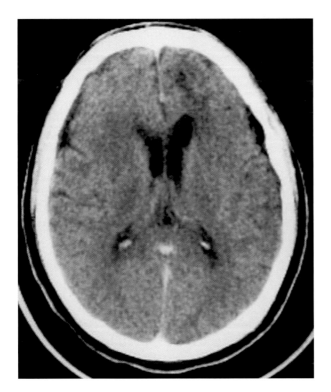

图 3-20　9 年前 CT 检查

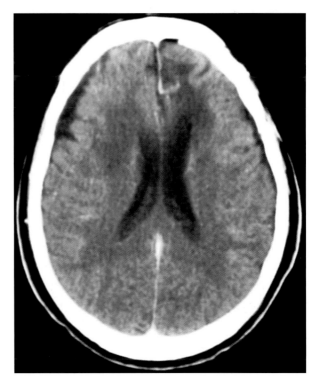

图 3-21　4 年前 CT 检查

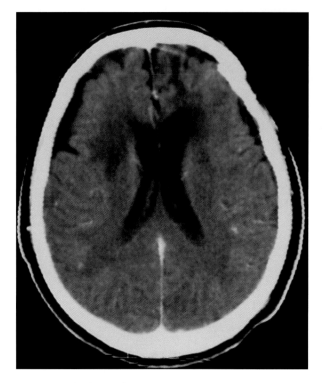

图 3-22　1 年前 CT 检查

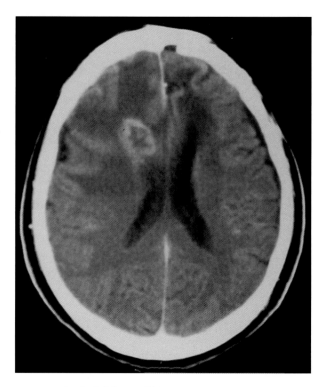

图 3-23　入院时头部 CT 检查

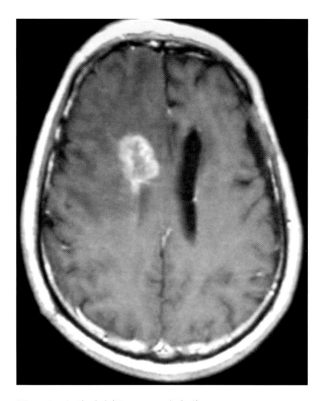

图 3-24　入院时头部 MRI T1 加权像

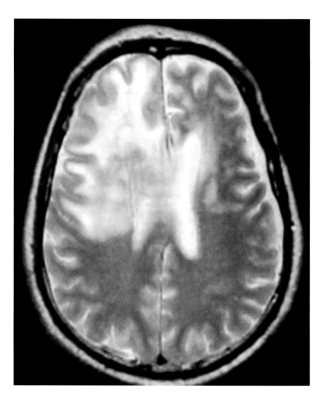

图 3-25　入院时 MRI T2 加权像

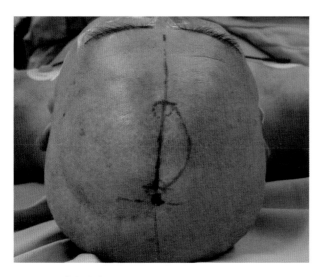

图 3-26　右额小切口

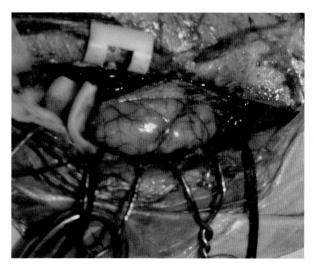

图 3-27　暴露皮质

第二节　肿瘤复发

病例7

病例资料： 患者，女，33 岁，9 个月前行左额 - 胼胝体星形细胞瘤 Ⅱ 级近全切，术后给予大放疗，伽马刀立体定向放疗。近半年癫痫发作 1 次，右半身无力。

术前诊断： 双额胼胝体胶质瘤术后复发。

手术过程： 第一次术前 MRI 示左额及胼胝体部位病变（图 3-28）。术中近全切，术后病理示星形细胞瘤 Ⅱ 级。本次术前 MRI 示中心部位囊变，周围强化（图 3-29）。PET 检查亦提示周边为肿瘤复发，中心为坏死组织。手术行原切口开颅，见病变呈黄白色，质韧，血运少，边界不清，近全切除。术中冰冻病理切片示"坏死 + 肿瘤组织"。

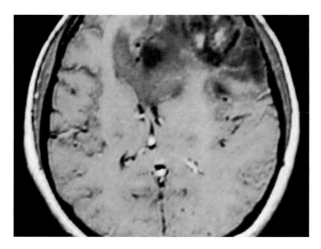

图 3-28　第一次术前 MRI 检查

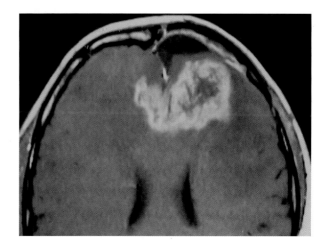

图 3-29　本次术前 MRI 检查

术后病理：星形细胞瘤Ⅱ级。

术后回顾：本例为额部及胼胝体星形细胞瘤Ⅱ级术后9个月复发。MRI及PET检查均提示复发，病灶为团块样增强，与放射性坏死所致的囊实性病变还是有所区别的。启示：星形细胞瘤Ⅱ级术后9个月复发属于相对复发较早的病例，这促进我们对胶质瘤的研究不仅限于级别上。随着分子水平的研究逐步开展，1p19q缺失、IDH1或IDH2突变是判断低级别胶质瘤愈合及给予不同化疗方案的重要参考标志。

病例8

病例资料：患者，男，49岁，右岛叶少枝星形细胞瘤切除术后2年半，头痛、左侧肢体麻木无力3天。

术前诊断：右额胶质瘤复发。

手术过程：第一次术前MRI检查示右岛叶病变，行右额颞入路肿瘤镜下全切（图3-30）。本次术前MRI检查示右额占位，PET检查示局部代谢增高，考虑为肿瘤复发（图3-31）。行右额开颅，取脑沟入路，见肿瘤呈灰红色，与周围组织边界不清（图3-32）。沿肿瘤大概边界全切肿瘤，见同侧脑室开放（图3-33）。术中冰冻病理切片示"坏死，胶质增生"。

术后病理：放射性坏死，偶见肿瘤细胞。

术后回顾：本例病理回报示"放射性坏死及肿瘤细胞"，考虑仍为肿瘤复发。本例原有病变在右岛叶，现位于右侧脑室前角右额叶，考虑为原位周围扩展型，可能是由于术后生长活跃的残存肿瘤细胞沿周围的软脑膜、周围血管间隙和白质纤维通道播散。

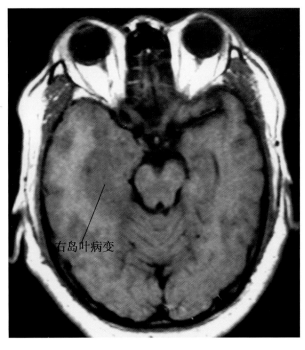

图3-30 首次术前MRI T1加权像平扫

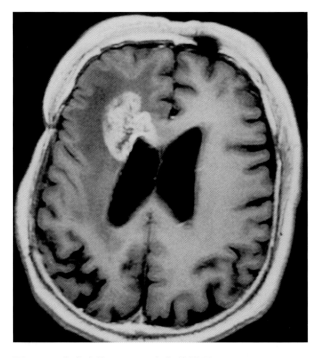

图3-31 本次术前MRI T1加权像增强

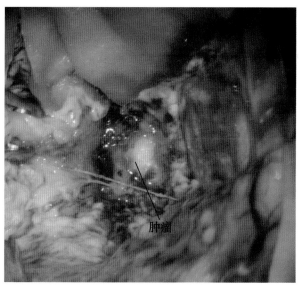

图 3-32　显露肿瘤

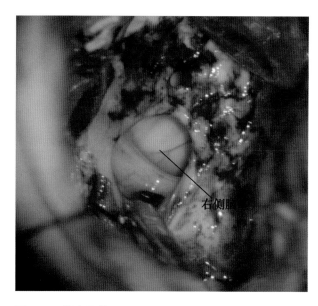

图 3-33　脑室开放

第三节　坏死与复发各半

病例9

病例资料：患者，男，19 岁，3 年前行左颞星形细胞瘤（Ⅰ～Ⅱ级）次全切，术后放疗，近 2 个月出现头痛、呕吐。

术前诊断：左颞胶质瘤复发？放射性坏死？

手术过程：头部 MRI 检查示左额颞区大片低信号病变，不均匀增强，见颞前、颞后 2 个病灶，周围大片水肿（图 3-34）。PET 检查示坏死、复发。行左额颞入路，术野右侧发黄区域为病灶 1，术中冰冻病理示肿瘤与坏死组织。分别切除病灶 1 及病灶 2（图 3-35 ～ 3-37）。病灶组织边界不清，血供丰富，质地韧。

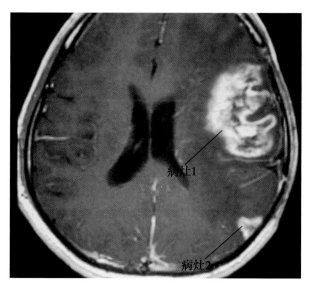

图 3-34　入院时 MRI T1 加权像增强

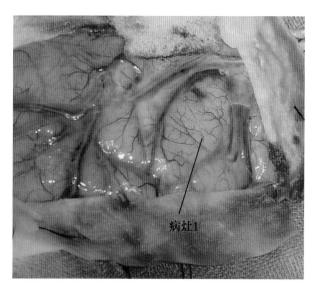

图 3-35　病灶 1

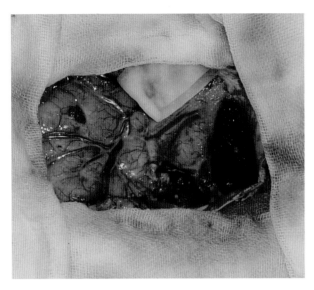

图 3-36　病灶 1 残腔

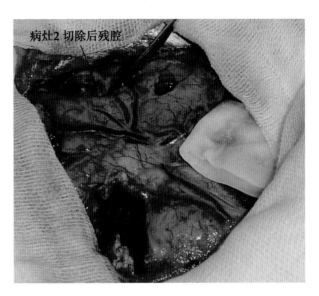

病灶2 切除后残腔

图 3-37　病灶 2 残腔

　　术后病理：肿瘤复发，坏死组织。

　　术后回顾：本例病变为胶质瘤术后 3 年在原发区域及附近出现多发病灶，有坏死组织及肿瘤复发组织。启示：放射性坏死与肿瘤复发可同时存在。

参考文献

1．Harada Y，Hirata K，Nakayama N，et al．Improvement of cerebral hypometabolism after resection of radiation-induced necrotic lesion in a patient with cerebral arteriovenous malformation．Acta Radiol Open，2015，4（6）：258-260．

2．Montoure A，Zaidi H，Sheehy JP，et al．Radiation necrosis secondary to trigeminal nerve tomo therapy：a cautionary case study．Cureus，2015，7（1）：e243．

3．Hanakita S，Koga T，Shin M，et al．The long-term outcomes of radiosurgery for arteriovenous malformations in pediatric and adolescent populations．J Neurosurg Pediatr，2015，16（2）：222-231．

4．Pérez-Segura P，Manneh R，Ceballos I，et al．GEINOFOTE：efficacy and safety of fotemustine in patients with high-grade recurrent gliomas and poor performance status．Clin Transl Oncol，2015，8:326-380．

5．Corroyer-Dulmont A，Pérès EA，Gérault AN，et al．Multimodal imaging based on MRI and PET reveals [（18）F]FLT PET as a specific and early indicator of treatment efficacy in a preclinical model of recurrent glioblastoma．Eur J Nucl Med Mol Imaging，2015，8:325-328．

6．Nahed BV，Redjal N，Brat DJ，et al．Management of patients with recurrence of diffuse low grade glioma：a systematic review and evidence-based clinical practice guideline．J Neurooncol，2015，23（6）：57-60．

第四章 多发性肿瘤

第一节 同种同时肿瘤

病例1

病例资料：患者，女，49 岁，阵发性头晕伴恶心、呕吐半年。

术前诊断：小脑多发血管母细胞瘤。

手术过程：术前 MRI 检查示后颅窝囊实性占位及实性占位，囊实性为大囊小结节（图 4-1）。行后正中开颅，抽取黄绿色囊液减压，首先切除囊实性占位实性部分，继续向深方探查，切除另一实性占位（图 4-2、4-3）。

术后病理：血管网状细胞瘤。

术后回顾：血管网状细胞瘤为良性病变，多位于小脑、延髓和脊髓，以前又称血管母细胞瘤。血管网状细胞瘤为良性病变，小脑血管网状细胞瘤分为囊性伴有壁结节、实性无囊、囊性不明确的结节。囊液多数为黄色清亮，结节多为红色。多发血管网状细胞瘤在小脑并不少见，可表现为三种类型。对于位置接近的病灶，可选择一个手术入路一期切除。但有时病灶很小，术中寻找病灶困难。在当今神经外科快速发展的年代，对多发血管网状细胞瘤多选择在导航或 B 超下辅助手术。

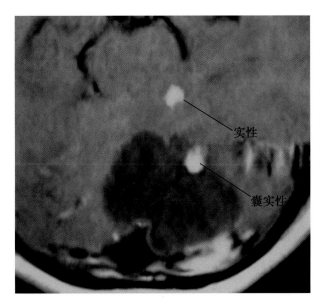

图 4-1　术前 MRI T1 加权像增强

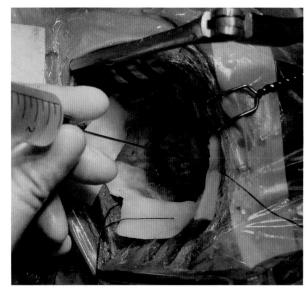

图 4-2　后正中开颅

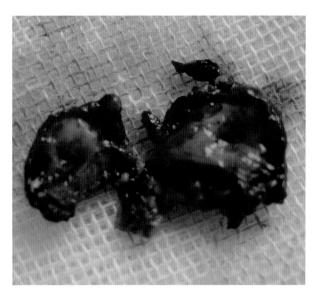

图 4-3 肿瘤标本

病例2

病例资料：患者女，48岁，3年前、2年前、1年前分别行右额开颅（2次）、左额颞开颅（1次）共三次手术。

术前诊断：右额颞多发脑膜瘤。

手术过程：术前 MRI 检查示右额颞大片多发增强影、团块样增强及硬脑膜多发增强（图 4-4、4-5）。行原额颞部分切口联合颞枕切口。打开颅骨后见内板侵袭呈麻坑状，硬脑膜表面多发小脑膜瘤，硬脑膜下见脑膜瘤（图 4-6～4-9）。沿硬脑膜逐步切除所见肿瘤。

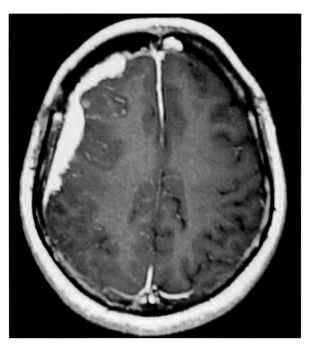

图 4-4 术前 MRI 轴位 T1 加权像增强

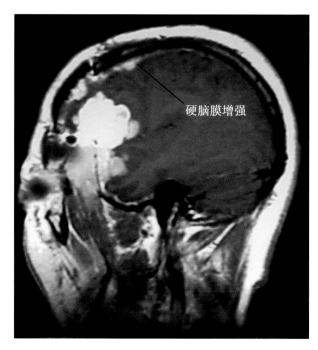

硬脑膜增强

图 4-5 术前 MRI T1 加权像矢状位

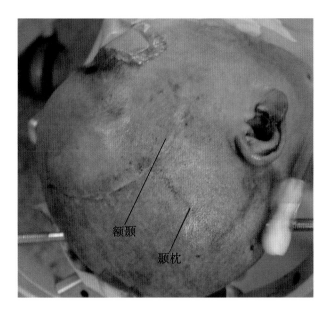

额颞

颞枕

图 4-6 手术切口

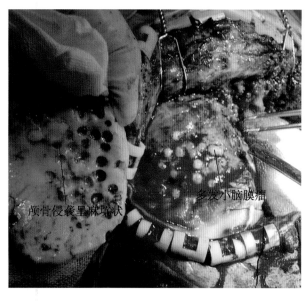

颅骨侵袭呈虫蚀状

多发小脑膜瘤

图 4-7 内板侵袭

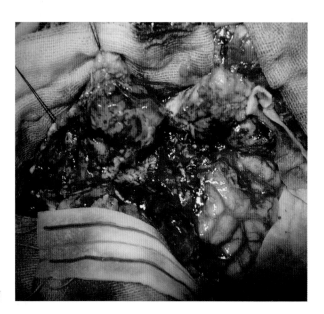

图 4-8 硬脑膜下肿瘤

术后病理：非典型脑膜瘤，生长活跃。

术后回顾：多发性脑膜瘤的发病率较低，占脑膜瘤的 1.4% ~ 10.5%。多发性脑膜瘤的发生有以下几种学说：激素及其受体学说、单克隆起源和多中心生长学说、继发于手术或放疗、染色体或基因缺陷学说、顿挫学说及多发性脑膜瘤合并其他肿瘤的多胚层起源学说。多发性脑膜瘤的切除原则为：相邻部位的肿瘤可一次切除；由于多数患者可耐受多次手术，不能一次切除的肿瘤可多次切除。手术皮瓣和骨瓣的设计需根据肿瘤结节的大小、部位和数目确定，优先切除引起症状的肿瘤。多次手术可能使肿瘤的生物学行为发生改变，趋向恶性，故需注意再次手术时硬脑膜切除的范围应足够大。

病例3

　　病例资料:患者,女,46岁,复视1个月,查体阴性。

　　术前诊断:颅内多发脑膜瘤(右蝶骨嵴、鞍结节、左额)。

　　手术过程:术前MRI检查示右蝶骨嵴、鞍结节和左额脑膜瘤(图4-9)。因左额肿瘤较小,目前未引起症状,且与右蝶骨嵴、鞍区相隔较远,故选择右额颞开颅,切除右蝶骨嵴及鞍结节脑膜瘤(图4-10、4-11)。取右额颞入路,暴露蝶骨嵴中外1/3区域,见蝶骨嵴肿瘤。因肿瘤不大,故整块切除。进一步暴露鞍区肿瘤,沿基底全切鞍结节肿瘤,要将鞍区的重要结构保护完好(图4-12)。术中发现右侧视神经上方肿瘤,将其整块全切(图4-13)。

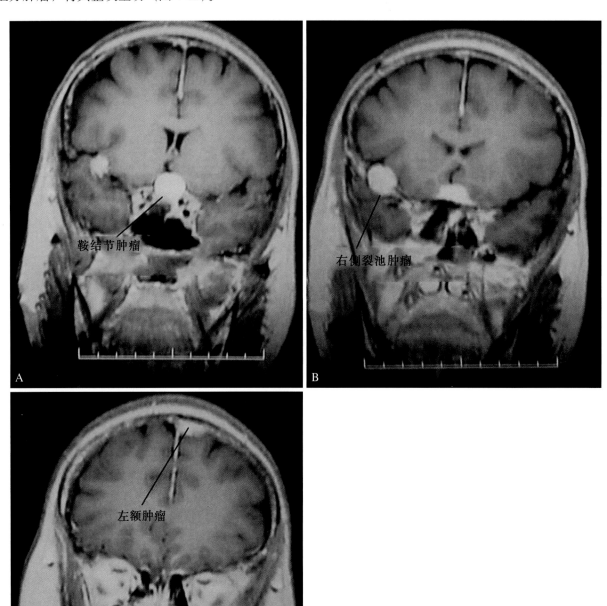

图 4-9　术前 MRI T1 加权像增强

A. 鞍结节肿瘤;B. 右侧裂池肿瘤;C. 右额肿瘤

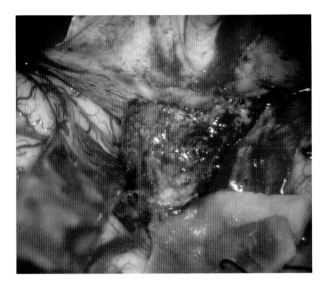

图 4-10 右蝶骨嵴脑膜瘤

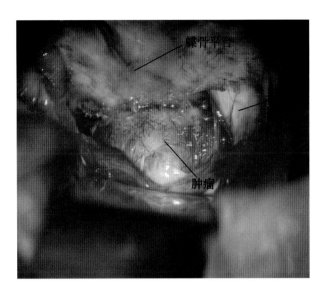

图 4-11 鞍结节脑膜瘤

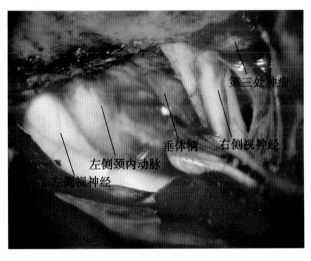

图 4-12 鞍区结构

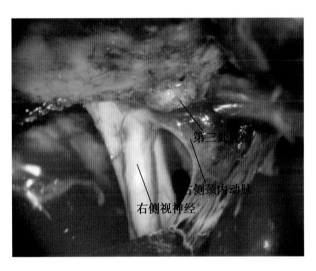

图 4-13 右侧视神经上方的脑膜瘤

术后病理：脑膜瘤。

术后回顾：关于多发性脑膜瘤的基本问题在本节第三个病例中已阐述。本病例给我们的提示是：术前 MRI 检查有可能遗漏小的脑膜瘤。

病例4

病例资料：患者，男，26 岁，间断头痛 1 年。

术前诊断：颅内多发性脑膜瘤。

手术过程：术前 MRI 检查示双额镰旁脑膜瘤，中间不相连，为独立的 2 个肿瘤；左顶窦旁脑膜瘤（图 4-14、4-15）。手术行正中直切口，骨窗暴露 3 个肿瘤范围，离断部分大脑镰，沿肿瘤基底处理肿瘤，一次切除 3 个肿瘤（图 4-16）。

术后病理：纤维型脑膜瘤。

术后回顾：本例提示我们，对多发性脑膜瘤，如肿瘤间的位置接近，可详尽设计头皮切口及骨瓣，一次切除多发性脑膜瘤。皮瓣的设计学问最大，根据肿瘤的位置及基底可灵活设计，同时依据保证血运、离肿瘤最近、大小适宜等皮瓣设计的基本原则。其中"灵活"的原则是皮瓣设计的精髓。

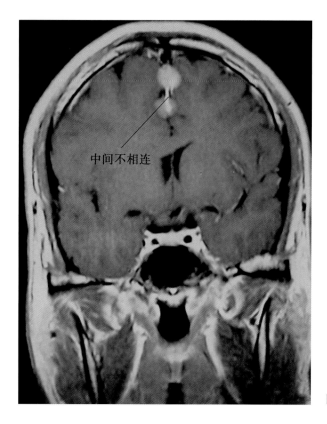

图 4-14　术前冠状位 MRI T1 加权像增强

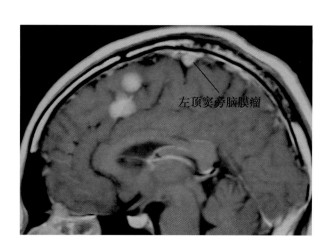

图 4-15　术前冠状位 MRI T1 加权像增强

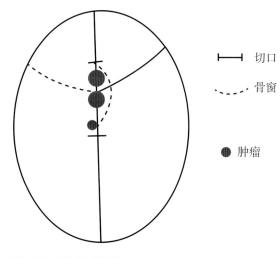

图 4-16　手术示意图

病例5

　　病例资料：患者，男，38 岁，头痛、恶心、呕吐 3 天，身体其他部位检查未见异常。

　　术前诊断：颅内多发占位，转移瘤？

　　手术过程：术前 MRI 检查示左额、左顶枕、左枕深部 3 处病变（图 4-17）。因左枕深部位置较深，故本次手术行左额及左顶枕开颅，切除相对较表浅的 2 处病变。分别行左额及左顶枕 2 处切口开颅，术中见肿瘤呈灰红色，血供丰富，边界不清，分别全切肿瘤（图 4-18、4-19）。

　　术后病理：星形细胞瘤，生长活跃。

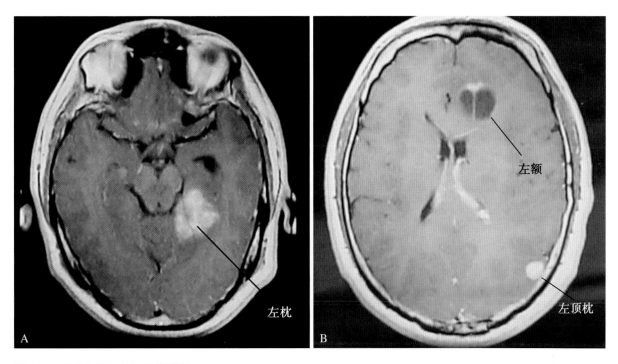

图 4-17　术前 MRI T1 加权像增强
A. 左枕部病变；B. 左顶枕部病变

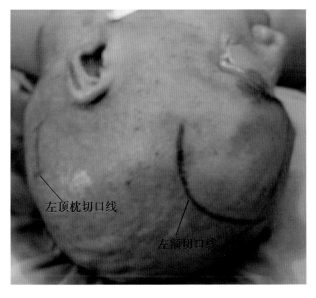

图 4-18　手术切口

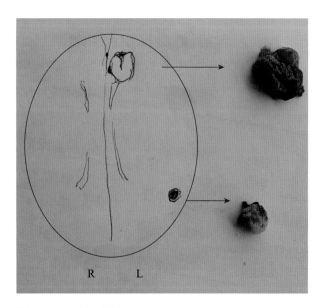

图 4-19　手术示意图

术后回顾：脑多发性胶质瘤比较少见，指脑内原发 2 个或 2 个以上部位的胶质瘤。病变以累及额叶多见，可累及多个脑叶、胼胝体、基底节和脑干等区域。按不同起源分为多中心胶质瘤（起源于多中心，病理类型可以相同也可以不同）和多灶性胶质瘤（相同起源，由一个胶质瘤病灶播散所致，病理类型相同）。多发性胶质瘤以恶性胶质瘤多见，基本包含高级别胶质瘤。与大脑胶质瘤病的鉴别为：呈广泛弥漫浸润生长，累及至少 2 个脑叶，与正常脑组织分界不清，临床症状轻微，病理类型多为低级别星形细胞瘤。病变多为囊变，多无强化，PET 检查呈低代谢区，MRI 亦有助于诊断。

病例6

    病例资料：患者，男，25 岁，1 年来抽搐发作 2 次，伴二便失禁。

    术前诊断：多发性胶质瘤。

    手术过程：术前 MRI 检查示幕上见左额—胼胝体—左侧脑室—左三角区—第三脑室左侧壁胶质瘤（图 4-20 ~ 4-22）。幕下见第四脑室、小脑半球病灶。因肿瘤范围广，难以全切。故行左额开颅，分块切除左额及左侧脑室大部病灶。

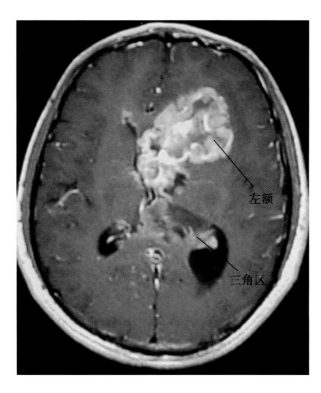

图 4-20　幕上病灶

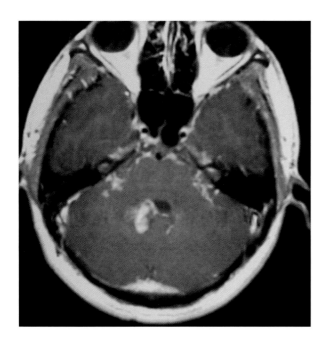

图 4-21　第四脑室病灶

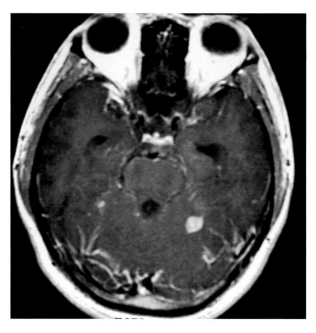

图 4-22　小脑病灶

术后病理：间变少突星形细胞瘤。

术后回顾：本例脑内多发胶质瘤为多灶性胶质瘤，从左额开颅播散至周围组织，范围较广，手术全切难度大。为了解除部分占位效应，可根据肿瘤部位，切除相对位置较浅的肿瘤。

病例7

病例资料：患者，男，49 岁，四肢抽搐 2 年。

术前诊断：左额、右颞多发性胶质瘤。

手术过程：术前影像学检查见左颞占位和右颞占位（图 4-23、4-24）。因见两处病灶相隔较远，故分别行左额开颅、右颞开颅切除两处病灶。术中见病灶血供中等，质地韧，与周围组织边界不清。沿肿瘤大概边界全切肿瘤。术后病理示"少突胶质细胞瘤"。

术后回顾：本例病例为多中心性胶质瘤，位于左额及右颞。因病灶相隔较远，故分两次手术，时间间隔 1 周。病理均为少突胶质细胞瘤。本例为我们提供了一个多发性胶质瘤分期手术的典型病例。

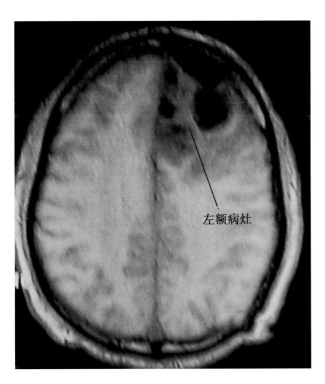

图 4-23　左额占位

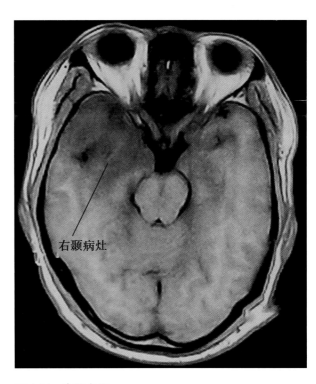

图 4-24　右颞占位

病例8

病例资料：患者，男，47 岁，头晕、走路不稳半个月。10 年前患者行腹部、右下肢皮下海绵状血管瘤切除术。

术前诊断：多发性海绵状血管瘤。

手术过程：术前 MRI 检查示脑桥、双侧枕叶、右颞叶海绵状血管畸形（图 4-25）。因脑桥部位海绵状血管畸形为引起症状的病灶，故行后正中入路脑桥海绵状血管畸形切除术。术中分开小脑延髓裂，见桑葚样肿物凸出脑干表面，周边黄染，沿黄染带全切肿瘤。其余病灶选择观察。

术后病理：海绵状血管畸形。

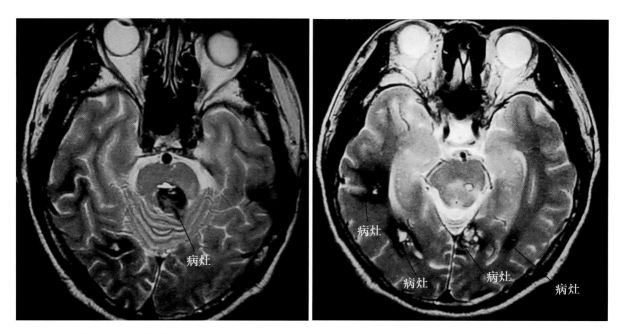

图 4-25 术前 MRI T2 加权像

术后回顾：多发性海绵状血管瘤约占脑内海绵状血管瘤的 20%，常有家族史。有报道 1 例家族 4 代共 10 人患多发脑、肝、视网膜海绵状血管瘤。

本例有腹部、双下肢海绵状血管瘤病史，考虑是否有家族遗传基因。对于多发性海绵状血管瘤的治疗原则，可先切除引起症状的病变，其余病变原则上可进行观察。

病例9

病例资料：患者，女，32 岁，半个月前突发头痛、呕吐，加重 1 天入院。体格检查可见眼底水肿，左侧肢体肌力 IV 级。

术前诊断：右顶肿瘤卒中？右顶、左额多发性海绵状血管瘤？

手术过程：术前影像学检查示右顶、右额顶交界及左额处病变，考虑为海绵状血管瘤（图 4-26 ～ 4-29）。责任病灶为右顶病灶，故行右额顶开颅，切除右顶病变，抽出陈旧酱油样出血。进一步向中线处探查，清除实性桑葚样实性病灶（图 4-30）。术后病理示"血管畸形"。

术后回顾：本例多发性海绵状血管瘤都位于脑叶内。以前我们对海绵状血管瘤的认识是，其可引起癫痫发作和少量反复出血。但本例提示我们：位于脑叶的海绵状血管瘤亦可一次出血较多，引起较严重的症状。

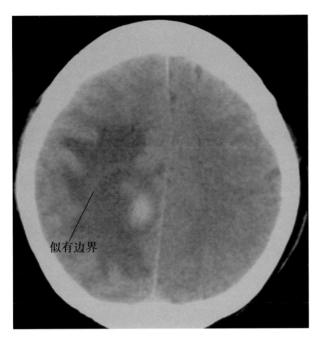

图 4-26　术前 CT 检查

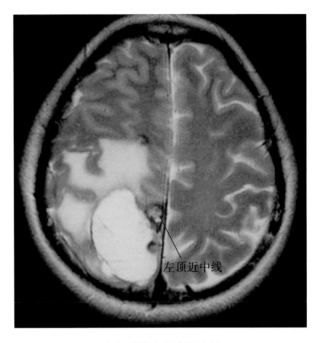

图 4-27　MRI T2 加权像检查示右顶病灶

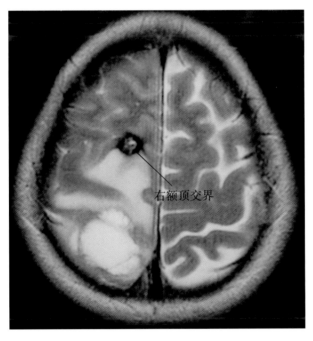

图 4-28　MRI T2 加权像检查示右额顶交界病灶

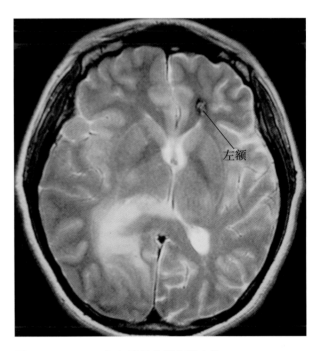

图 4-29　MRI T2 加权像检查示左额病灶

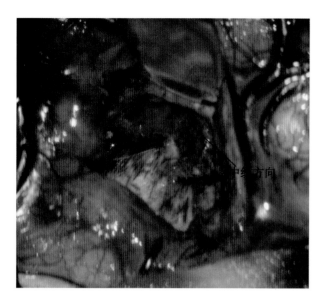

图 4-30 实性病灶

病例 10

病例资料：患者，女，65 岁，头晕、记忆力下降 3 周，伴恶心、呕吐。

术前诊断：淋巴瘤。

手术过程：术前 MRI 检查示左枕两处独立病灶（图 4-31 ～ 4-33），因上方病灶的占位效应明显，故行左颞枕开颅，切除上方较大病灶。术中见肿瘤灰红色，血供中等，质地较韧，边界不清，沿大概边界全切肿瘤。

术后病理：恶性淋巴瘤。

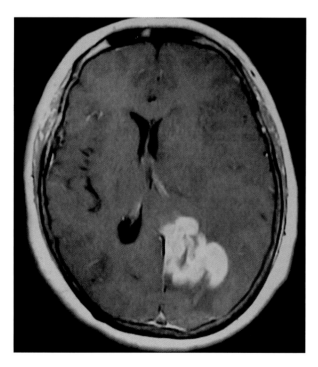

图 4-31 轴位 MRI T1 加权像增强

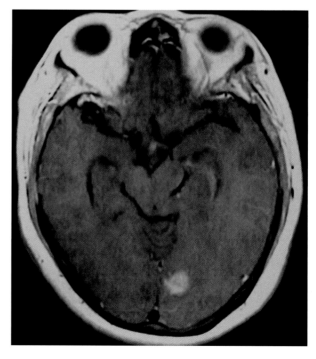

图 4-32 下方病灶

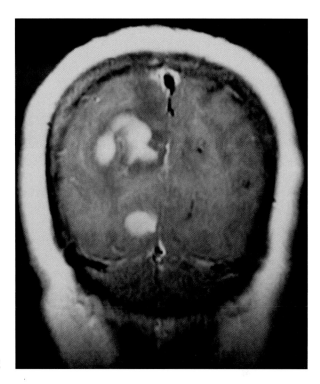

图 4-33 冠状位

术后回顾：原发于中枢神经系统的淋巴瘤罕见，但近年来随着诊断技术的改进，病理标本来源增加，免疫抑制剂在临床应用的增多，原发于中枢神经系统的淋巴瘤在临床上有增多趋势。淋巴瘤可位于幕上脑叶、中线结构和幕下。10% ～ 30% 为多发。病情进展快，影像学上增强明显，特征性表现增强似"握雪感"。甲氨蝶呤化疗及放疗可以较地好控制肿瘤生长，化疗亦可反复进行。随着对本病认识的加深，对多数病例不建议选择手术治疗。

病例11

病例资料：患者，女，64 岁，肺癌术后 1 年半。脑内多发病灶，伽马刀及全脑放疗后 1 年半。

术前诊断：肺癌多发脑转移。

手术过程：该患者为肺癌脑转移后行伽马刀治疗。治疗后左枕病灶消失，左颞病灶增大（图 4-34、4-35）。行左颞开颅切除颞部病灶，见颞叶蛛网膜下隙红染，疑为软脑膜转移（图 4-36）。见肿瘤结节较硬，与中颅底硬脑膜粘连，血供中等，边界较清，沿肿瘤大概边界全切肿瘤。

术后病理：转移瘤。

术后回顾：肺癌脑转移为最常见的脑内转移瘤，可多发或单发。转移瘤的特点是病情进展快，小瘤体大水肿。本例为多发转移灶，伽马刀及普通放疗控制了较小病灶，较大病灶逐渐增大，行手术治疗。

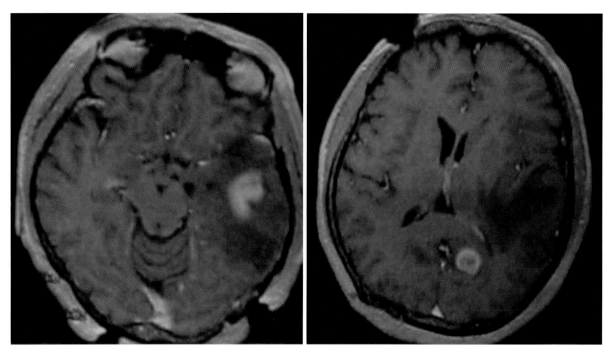

图 4-34 伽马刀治疗前 MRI T1 加权像增强

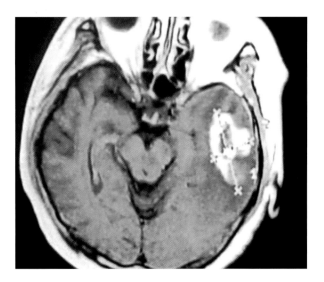

图 4-35 本次术前 MRI T1 加权像增强

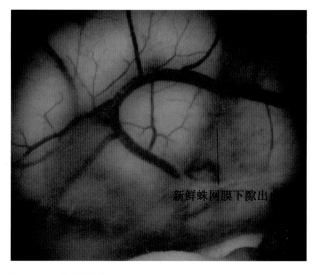

图 4-36 左颞皮质

病例12

病例资料：患者，女，40 岁，头痛、恶心、呕吐 9 天。影像学检查示颅内多发病灶（左额、左侧脑室），左肺占位。

术前诊断：颅内转移瘤？

手术过程：患者术前头部 MRI 检查示左额及左侧脑室病灶（图 4-37、4-38）。左额病灶体积大，占位效应明确，并见左上肢肿物。行左额开颅切除额叶病灶，术中见皮质黄染。肿瘤软，鱼肉样，边界清，肿瘤内大部分为机化血肿（图 4-39～4-40）。分块全切病灶组织。术中冰冻病理切片示"转移癌"。切开肿瘤大体标本，见内为机化血肿。

　　术后病理：恶性纤维组织细胞瘤。

　　术后回顾：本病发病时有肺部占位及脑内多发占位，考虑为肺癌脑转移可能性大。因额部病灶较大，有占位效应，位置较浅，故行手术切除，脑室内病灶暂不处理。术后病理证实为恶性纤维组织细胞瘤。回顾病史，患者左上肢有多发肿块。此肿瘤可从身体其他部位转移到颅内，亦可由颅内转移到身体其他部位。

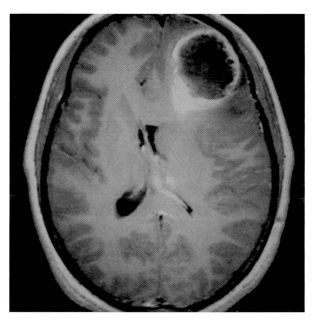

图 4-37　**MRI T1 加权像增强示左额病灶**

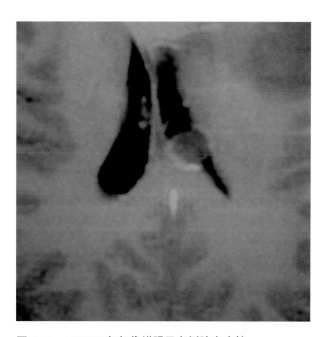

图 4-38　**MRI T1 加权像增强示左侧脑室病灶**

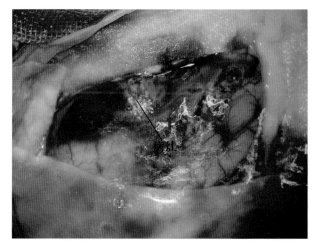

图 4-39　**肿瘤表面**

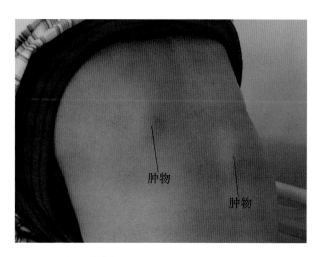

图 4-40　**左上肢肿物**

第二节　同种异时肿瘤

病例13

　　病例资料：患者，男，54岁，右额少突星形细胞瘤术后14年，10天前癫痫发作一次。

　　术前诊断：右额胶质瘤复发？右额多发性胶质瘤？

　　手术过程：患者14年前为右额病变，行右额开颅病变全切，病理为少枝星形细胞瘤（图4-41）。本次术前MRI检查示原发病灶处有一异常增强病灶，原病灶后方亦有一强化病灶（图4-42）。根据新发病灶的位置，重新设计皮瓣及骨窗（图4-43）。分别切开病变处硬脑膜，保留正常脑组织表面硬脑膜，不必切开（图4-44、4-45）。在B超指引下分别全切两处病灶（图4-46）。

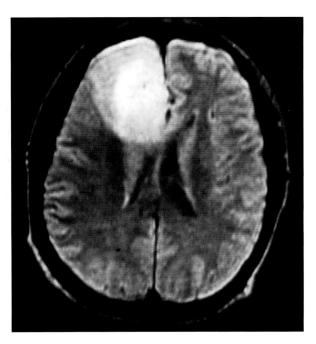

图4-41　14年前术前MRI FLAIR序列

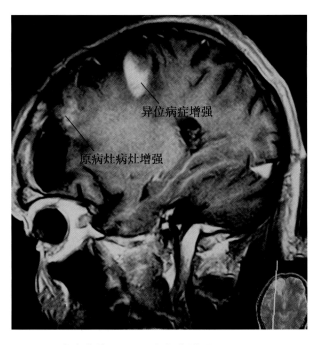

图4-42　本次术前MRI T1加权像增强

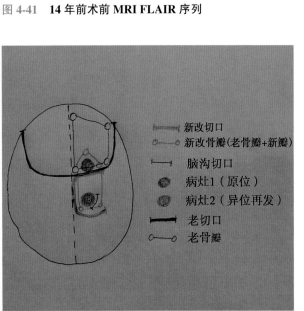

图4-43　手术示意图

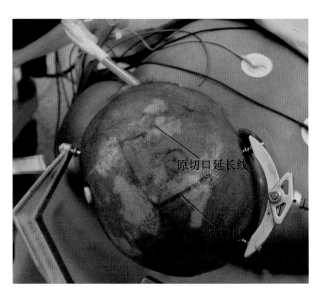

图4-44　手术切口

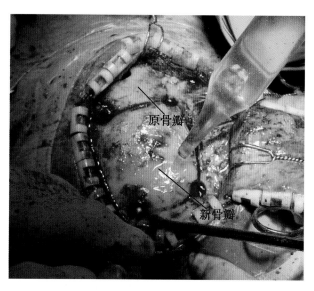

图 4-45　新骨瓣及原骨瓣

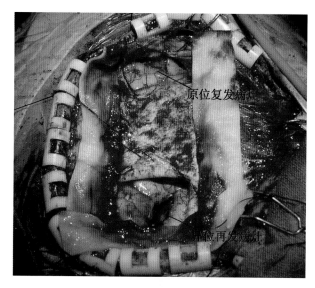

图 4-46　暴露病变

术后病理： 异位再发：少枝星形细胞瘤。原位复发：星形细胞瘤，部分呈毛细胞型。

术后回顾： 本例为 14 年后在异位再发与原病灶性质相同的病变，故呈同种异时多发肿瘤。本例同时合并复发与再发，两处病变邻近，对皮瓣设计及病变暴露提出较高的要求。皮瓣设计要遵循具备良好血供的原则，充分利用原有皮瓣。如骨窗已融合，可重新铣下。根据需要不必要全部暴露硬脑膜。总之，皮瓣、骨窗及硬脑膜的暴露都要掌握个体化的原则。复发胶质瘤根据新病灶的需要，有时可将原切口缩小。

病例14

病例资料： 患者，男，39 岁，右额窦旁脑膜瘤术后 14 个月。

术前诊断： 右额窦旁脑膜瘤复发，右额凸面脑膜瘤。

手术过程： 第一次术前 MRI 检查示右额窦旁脑膜瘤，行右额开颅肿瘤近全切除（图 4-47），术后 MRI 检查示窦内肿瘤少量残留（图 4-48）。本次术前 MRI 检查示右额再发肿瘤，及窦旁复发（图 4-49）。行右额开颅，离断已侵袭的上矢状窦，清除窦旁及右额凸面脑膜瘤。

术后病理： 混合型脑膜瘤。

术后回顾： 本例术后 14 个月在窦旁原位复发。额部肿瘤与窦旁肿瘤有间隔，故定义为再发。

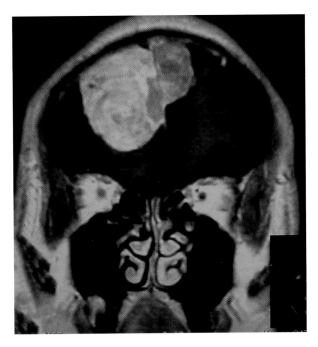

图 4-47　第一次术前 MRI T1 加权像增强

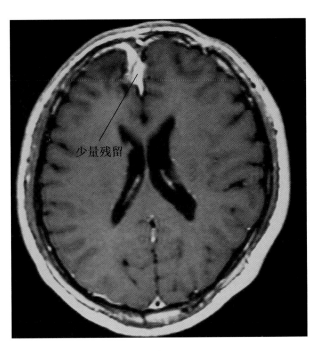

图 4-48　术后 MRI T1 加权像增强

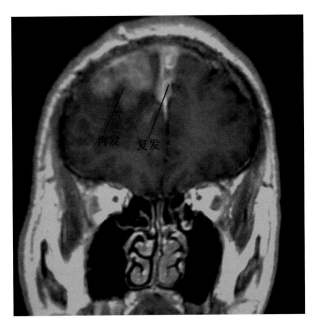

图 4-49　本次术前 MRI T1 加权像增强

病例15

　　病例资料：患者，女，46 岁，右颞胶质瘤术后 2 年，伽马刀术后 4 个月，头晕伴恶心、呕吐 1 个月。

　　术前诊断：右颞胶质瘤术后，小脑多发胶质瘤。

　　手术过程：患者为右颞胶质瘤切除术后，病理为间变星形细胞瘤（图 4-50 ~ 4-52）。随访期间又发现左小脑病灶，给予伽马刀治疗。本次入院前见小脑 3 个病灶（图 4-53），体积明显增大，给予枕下后正中入路，切除小脑病灶（图 4-54、4-55）。

　　术后病理：间变星形细胞瘤。

　　术后回顾：本例为间变星形细胞瘤术后 2 年，播散种植至小脑，给我们提供了一个典型的胶质瘤播散种植的病例。胶质瘤的复发多数是由于播散种植所致。

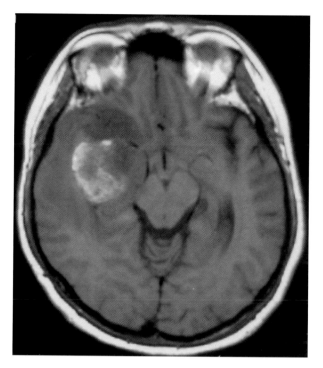

图 4-50　第一次术前 MRI T1 加权像增强

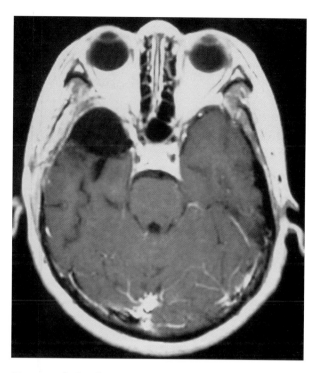

图 4-51　术后 3 个月 MRI T1 加权像增强

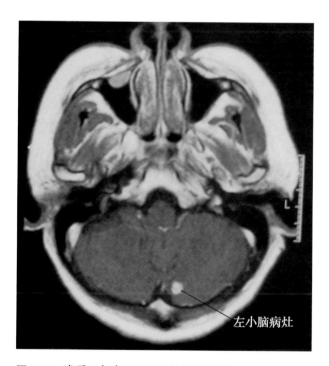

左小脑病灶

图 4-52　术后 1 年半 MRI T1 加权像增强

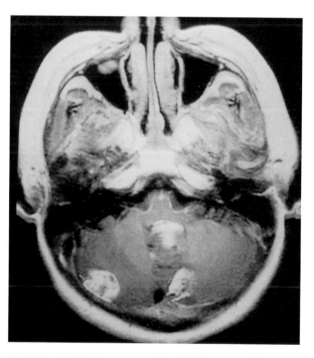

图 4-53　本次术前 MRI T1 加权像增强

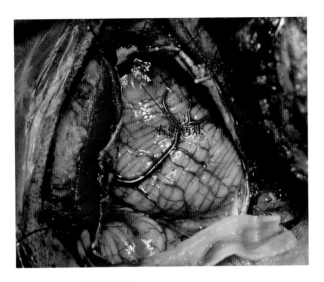

图 4-54　小脑右侧病灶

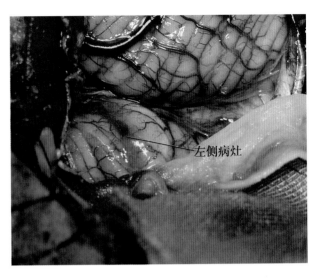

图 4-55　小脑左侧病灶

第三节　异种同时肿瘤

病例16

病例资料：患者，男，44 岁，右眼视力下降，视野变窄半年，左眼视力下降 2 年。术前诊断：鞍结节脑膜瘤，枕大孔区胆表皮样瘤。

手术过程：术前 MRI 检查示鞍结节脑膜瘤及枕大孔区胆脂瘤两处病变（图 4-56～4-58），因患者的症状主要由鞍结节脑膜瘤占位引起，故行右额下入路切除鞍结节脑膜瘤（图 4-59）。术中逐渐抬起额叶，显露蝶骨平台、双侧视神经及鞍结节脑膜瘤，沿蝶骨平台基底逐步切除肿瘤。肿瘤切除完毕后见垂体柄保护完好（图 4-60）。

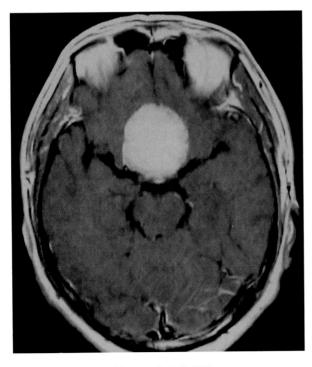

图 4-56　术前 MRI 轴位 T1 加权像增强

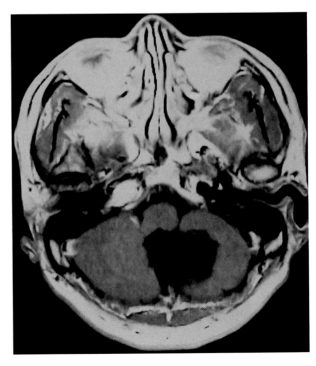

图 4-57　术前 MRI 轴位 T1 加权像增强

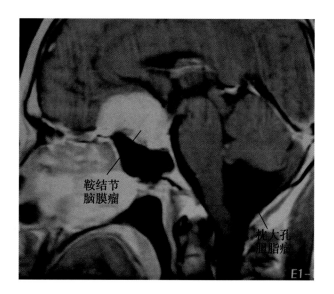

图 4-58　术前 MRI 矢状位 T1 加权像增强

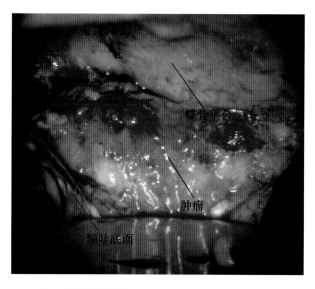

图 4-59　鞍结节脑膜瘤

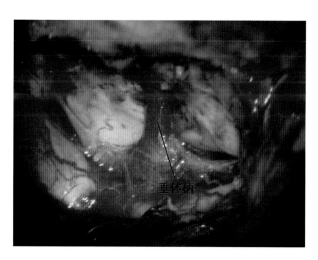

图 4-60　显露垂体柄

术后病理：移行型脑膜瘤。

术后回顾：本例为同时出现两个肿瘤，两个肿瘤的位置及性质均无相关性，故称为异种同时肿瘤。如可手术切除，应优先处理引起症状的占位。

病例17

病例资料：患者，女，48 岁，头痛 20 年，加重 1 个月，眼底水肿。

术前诊断：右侧脑室中枢神经细胞瘤，胼胝体脂肪瘤。

手术过程：术前影像学检查示右侧脑室及胼胝体两处占位，考虑脑室处为中枢神经细胞瘤，胼胝体处为脂肪瘤（图 4-61 ～ 4-62）。行右额开颅皮质造瘘，切除右侧脑室占位。术中见病灶前部为囊性，后部为实性。结节表面钙化，与术前 CT 检查位置符合（图 4-63、4-64）。分块全切脑室处肿瘤。

术后病理：少突胶质细胞瘤，局灶星形细胞瘤。

术后回顾：中枢神经细胞瘤多发生在室间孔附近，多数位于侧脑室内，可累及穹窿、尾状核头部和丘脑，少数可发生在大脑半球。临床上、影像学上术前较难与胶质瘤（少突胶质细胞瘤、室管膜瘤等）鉴别。颅内脂肪瘤多发生在大脑的中线结构，主要在胼胝体及其上方的周围区域，生长缓慢，一般不发生恶变。但脂肪瘤手术极为困难，因脂肪瘤与相关区域内的神经、血管粘连紧密，术中出血多，一般不建议手术。本例为侧脑室内肿瘤及胼胝体肿瘤，这两个为独立的肿瘤，临床上较少见。

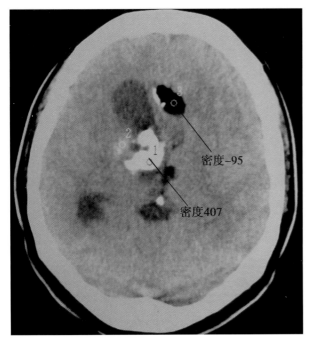

图 4-61　术前 CT 检查

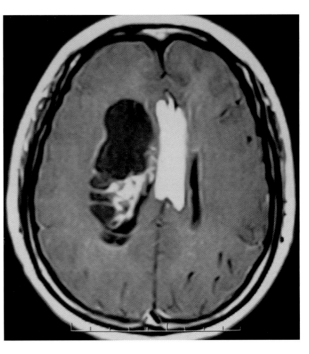

图 4-62　术前 MRI T1 加权像轴位增强

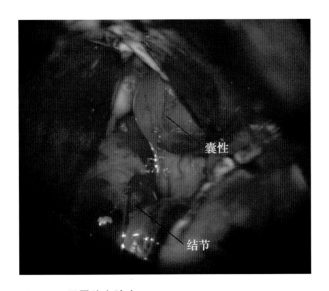

图 4-63　显露脑室肿瘤

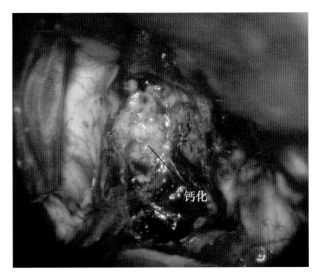

图 4-64　结节钙化

病例18

　　病例资料：患者，女，40 岁，发作性心慌 18 年，头晕 1 个月。

　　术前诊断：左顶脑膜瘤，右颞胶质瘤。

　　手术过程：术前 MRI 检查示左顶脑膜瘤、右颞胶质瘤（图 4-65）。在导航下行一次手术两个入路肿瘤切除术（图 4-66）。分别行右颞及左顶小切口开颅。因肿瘤体积均不大，沿肿瘤边界全切（图 4-67、4-68）。

　　术后病理：右颞：胶质母细胞瘤。左顶：纤维型脑膜瘤。

　　术后回顾：本例病例为同时发生两种不同性质的肿瘤、胶质瘤及脑膜瘤。因肿瘤体积相对位置表浅，体积不大，手术创伤不大，故行一期开颅两个入路肿瘤切除术。

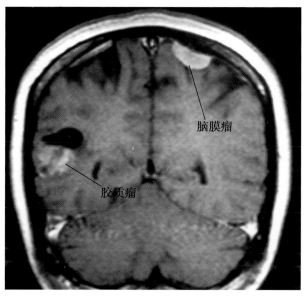

图 4-65　术前 **MRI T1** 加权像增强

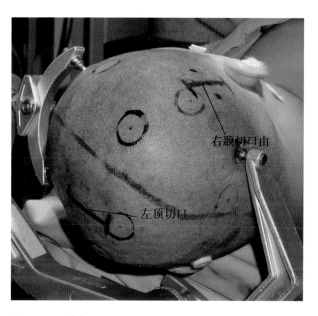

图 4-66　**2 个切口**

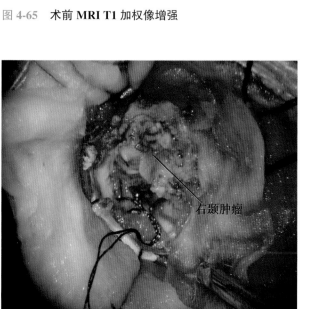

图 4-67　**右颞肿瘤**

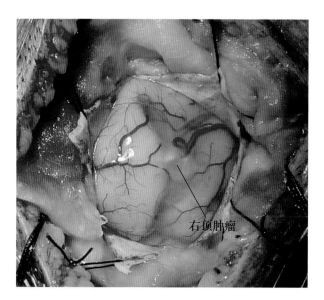

图 4-68　**左顶肿瘤**

病例19

　　病例资料：患者，男，12 岁，左耳听力下降 2 年，左侧面瘫半年，头痛、呕吐 2 周。

　　术前诊断：左小脑脑桥角区髓母细胞瘤第三脑室后肿瘤。

　　手术过程：术前 MRI 检查示小脑脑桥角区及第三脑室后两个肿瘤（图 4-69 ～ 4-70）。小脑脑桥角区肿瘤强化明显，考虑为小脑半球髓母细胞瘤的可能性大。分期行右侧脑室分流术、右侧小脑脑桥角区肿瘤切除术、经胼胝体入路第三脑室后肿瘤切除术（图 4-71）。

术后病理：小脑脑桥角区肿瘤：神经鞘瘤。第三脑室后肿瘤：混合型脑膜瘤。

术后回顾：患者为单侧神经鞘瘤合并颅内脑膜瘤，全身有皮下纤维瘤，为神经纤维瘤病 Ⅱ 型。头部占位效应明确，对头部占位行手术切除。神经纤维瘤病 Ⅱ 型发病早，病情往往较重，以后可反复出现颅内及椎管内占位，现在逐渐关注的药物治疗如贝伐单抗为难治性神经纤维瘤病的患者提供了一丝新的希望。这类患者需要终身随诊，并给予个体化治疗。

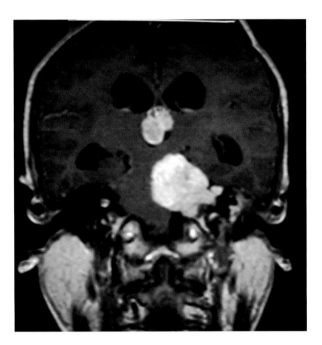

图 4-69　术前 MRI T1 加权像增强

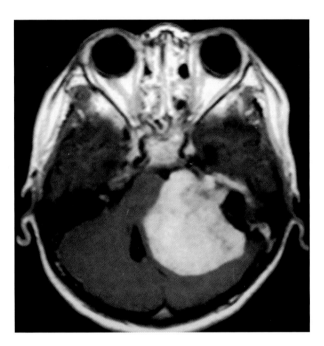

图 4-70　小脑脑桥角区肿瘤

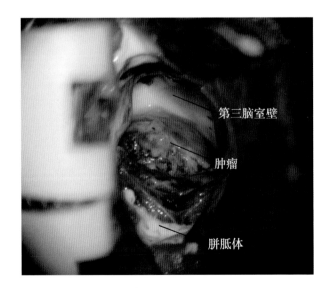

第三脑室壁

肿瘤

胼胝体

图 4-71　第三脑室后肿瘤

第四节　异种异时肿瘤

病例20

　　病例资料：患者，男，35岁，本次入院前26个月因视力下降、嗅觉丧失行冠切左额开颅，嗅沟脑膜瘤切除术。本次入院前有癫痫大发作，头部MRI检查示胼胝体前方占位。

　　术前诊断：嗅沟脑膜瘤术后，扣带回胶质瘤？

　　手术过程：对患者先行嗅沟脑膜瘤切除术，在随访期间发现扣带回肿瘤。行原冠状切口右额开颅前纵裂入路，术中见扣带回呈灰黄色，鱼肉状，血供中等，分块切除肿瘤，术中冰冻病理切片不除外胶质瘤（图4-74）。

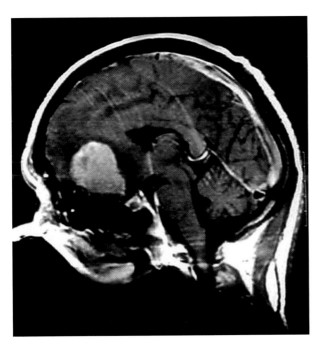

图4-72　嗅沟脑膜瘤术前 MRI T1 加权像增强

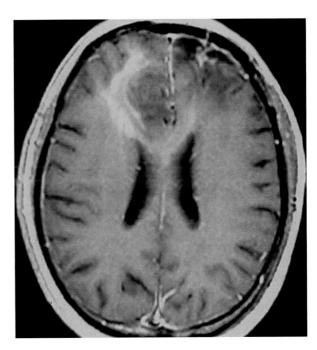

图4-73　本次术前 MRI T1 加权像增强

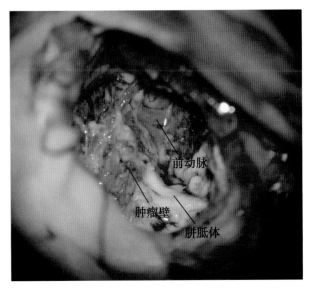

图4-74　显露肿瘤

术后病理：星形细胞瘤。

术后回顾：本例为间隔 2 年多先后发生的脑膜瘤和胶质瘤，因均引起症状，故先后分期手术。关于多发性脑肿瘤是否有相关的基因突变及更深层次的原因，需要更深入的基础研究。但由于毕竟多发性肿瘤的发病率较低，目前相关的基础研究亦较少。

病例21

病例资料：患者 2 年前行右顶动静脉畸形切除术。2 年后出现头痛、呕吐，左上肢力弱，头部 CT 检查示右颞胶质瘤。

术前诊断：右顶动静脉畸形术后，右颞胶质瘤。

手术过程：2 年前数字减影血管造影术（digital subtraction angiography，DSA）示右顶动静脉畸形，及大脑中动脉、大脑前动脉供血（图 4-75）。给予右顶动静脉畸形切除术。术后 2 年头部 CT 检查示右颞占位，考虑胶质瘤可能性大（图 4-76）。取右额颞入路，术中分开侧裂，可见肿瘤、视神经、后交通动脉等结构（图 4-77）。肿瘤边界不清，血供中等，质地韧，给予分块全切。

术后病理：星形细胞瘤，偶见节细胞胶质瘤。

术后回顾：本例为血管病与胶质瘤异时发生的病例，行分期手术。关于血管病与肿瘤的发生是否有基因方面的关联，需要我们进一步加强临床数据库统计，并加强分子生物学方面的研究。

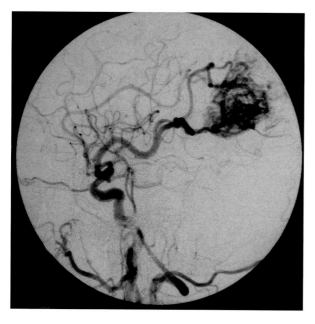

图 4-75　**2 年前 DSA 检查**

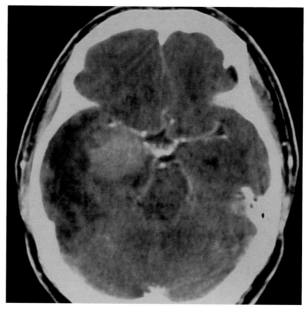

图 4-76　**2 年后增强头部 CT 检查**

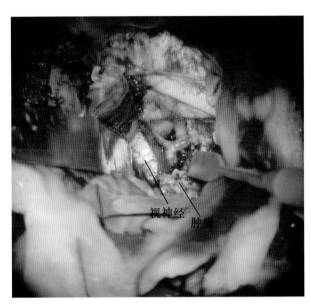

图 4-77　显露肿瘤

病例22

病例资料：患者，女，51 岁，13 年前行颅咽管瘤近全切，术后放疗。3 个月前出现头痛、视力下降和口角歪斜。

术前诊断：颅咽管瘤术后，左颞顶胶质瘤。

手术过程：患者于 13 年前行颅咽管瘤手术，本次术前 MRI 检查示左颞顶胶质瘤（图 4-78）。采取左颞顶枕开颅，先抽出血性囊液，逐步分离肿瘤边界，沿肿瘤大概边界全切肿瘤。

术后病理：胶质母细胞瘤。

术后回顾：本例为颅咽管瘤术后 13 年发现胶质瘤，为间隔时间较长病例，放疗可能为诱发胶质瘤发生的一个因素。

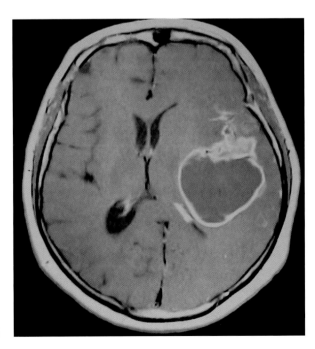

图 4-78　本次术前 MRI T1 加权像增强

参考文献

1. Yudoyono F, Sidabutar R, Arifin MZ, et al. Multiple meningiomas consisting of fibrous meningioma, transitional meningioma, and meningothcliomatous meningioma in one adult patient. Asian J Neurosurg, 2015, 10 (4): 348-349.

2. Aboukais R, Bonne NX, Baroncini M, et al. Management of multiple tumors in neurofibromatosis type 2 patients. Neurochirurgie, 2015, 6 (15) 528-530.

3. Wilberger AC, Prayson RA. Intracranial involvement of posttransplant lymphoproliferative disorder multiple myeloma. J Clin Neurosci, 2015, 22 (11): 1850-1851.

4. Tsujimoto H, Kounami S, Mitani Y, et al. Neonatal acute megakaryoblastic leukemia presenting with leukemia cutis and multiple intracranial lesions successfully treated with unrelated cord blood transplantation. Case Rep Hematol, 2015.

5. Zhu T, Wang S, Zhang W, et al. Clinical characteristics and outcome of patients with primary central nervous system lymphoma. Zhonghua Xue Ye Xue Za Zhi. 2015, 36 (10): 849-852.

6. Pace AA, Lownes SE, Shivane A, et al. A tale of the unexpected: Amyloidoma associated with intracerebral lymphoplasmacytic lymphoma. J Neurol Sci, 2015, 5 (8).

7. Hsu HI, Lai PH, Tseng HH, et al. Primary solitary lymphoma of the fourth ventricle. Int J Surg Case Rep, 2015, 14: 23-25.

8. Wang X, Wang J, Hu W, et al. Combined therapy against recurrent and intracranial invasion of sinonasalhemangiopericytoma: A case report. Oncol Lett, 2015, 10 (1): 287-290.

9. Ali R, Pabaney A, Robin A, et al. Glioblastoma and intracranial aneurysms: case report and review of literature. Surg Neurol Int, 2015, 23 (6): 66.

10. Qi S, Jin L, Feng W, et al. Gliosarcoma occurrence after surgical clipping 9 of aneurysm - coincidence or causal relationship? Turk Neurosurg, 2014, 24 (2): 259-265.

第五章　多年病例

第一节　低级别胶质瘤

病例1

病例资料：患者，男，52岁，10年前行左颞星形细胞瘤切除，术后放疗。1年前出现言语不利，右上肢抽动。

术前诊断：左颞胶质瘤术后复发。

手术过程：患者10年前行左颞胶质瘤切除术（图5-1），术后病理证实为星形细胞瘤。10年后MRI检查证实左颞胶质瘤复发（图5-2），行左额颞开颅（图5-3）。术中见肿瘤呈灰黄色，与局部硬脑膜粘连，边界不清，血供较丰富。肿瘤分囊性与实性两部分，沿大概边界全切肿瘤。

术后病理：星形细胞瘤。

术后回顾：多年病例为发现疾病以来一直处于严密随访的病例，复发或再发肿瘤时间少于1年的不计算在本组内。本例为10年后星形细胞瘤复发，为复发间隔期很长的病例。患者状态较好，再次行手术切除病灶。

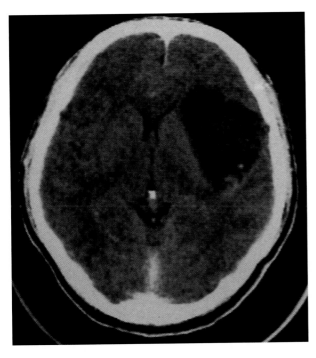

图5-1　**10年前术前CT检查**

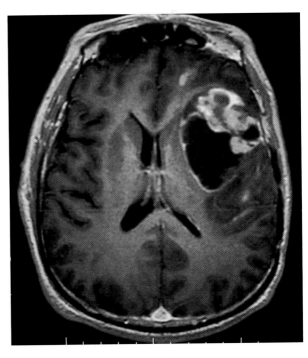

图5-2　**本次术前MRI T1加权像增强**

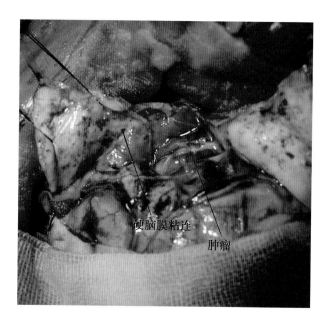

图 5-3 显露病灶

病例2

病例资料：患者，女，33 岁，5 年前发现第三脑室内占位，未手术，定期观察。5 年后出现头痛、恶心症状。头部 MRI 检查示肿瘤增大。

术前诊断：第三脑室内占位。

手术过程：5 年前头部 MRI 检查示第三脑室占位（图 5-4）。5 年后头部 MRI 检查示病灶体积增大（图 5-5）。行左侧冠状缝前 2cm、发迹后 2cm 小切口，行小骨瓣开颅（图 5-6）。取脑沟入路，进入第三脑室，见肿瘤及脉络丛，肿瘤呈灰红色，血供较丰富，与脑室结构边界清楚，分块全切肿瘤（图 5-7）。

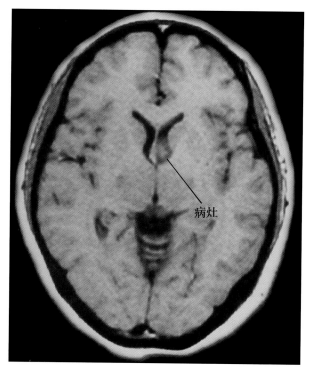

图 5-4 5 年前头部 MRI T1 加权像增强

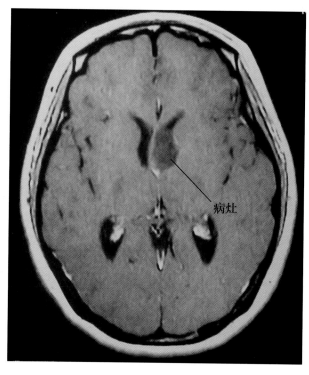

图 5-5 5 年后头部 MRI T1 加权像增强

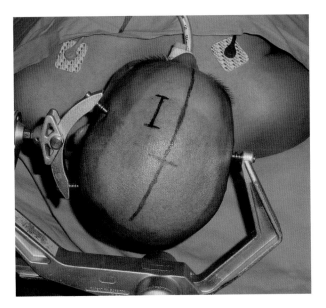

图 5-6　手术切口

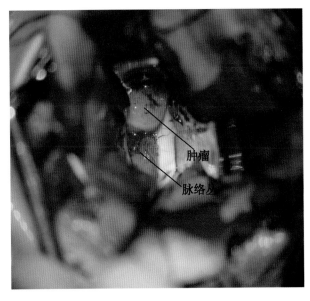

肿瘤

脉络丛

图 5-7　显露肿瘤

术后病理：星形细胞瘤。

术后回顾：本例为星形细胞瘤经过 5 年的观察随诊，因肿瘤增大行手术治疗。低级别胶质瘤可在较长时间内无症状，生长较缓慢，观察随诊亦是一种有效手段。

病例3

病例资料：患者，男，40 岁，间断头晕 6 年，右侧肢体麻木、无力 3 个月。6 年前头部 CT 检查示脑室区域低密度，诊断为第五脑室。

术前诊断：扣带回胶质瘤。

手术过程：6 年前头部 CT 检查其实已见瘤，当时诊断为第五脑室（图 5-8）。6 年后头部 MRI 检查示病灶明显增大，胼胝体信号完整，考虑为扣带回胶质瘤（图 5-9），病变主体在左侧。本次手术行右侧入路（图 5-10），俗称"开错边"，即反侧入路。牵拉开右侧额叶，见大脑镰，灼烧后剪开大脑镰，以更好的视角显露肿瘤（图 5-11、5-12）。见肿瘤呈灰红色，边界不清，血供中等，质地较韧，沿肿瘤大致边界全切肿瘤。

术后病理：星形细胞瘤。

术后回顾：本例为 1 例误诊的扣带回星形细胞瘤，经过 6 年随诊观察，病灶逐渐增大，6 年后采取手术。手术取反侧入路，以获得更好的术中视角。

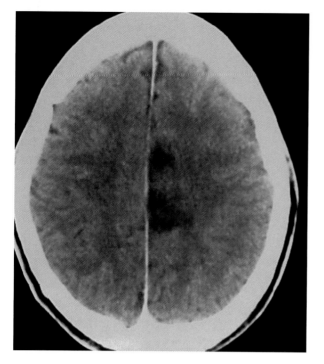

图 5-8　6 年前头部 CT 检查

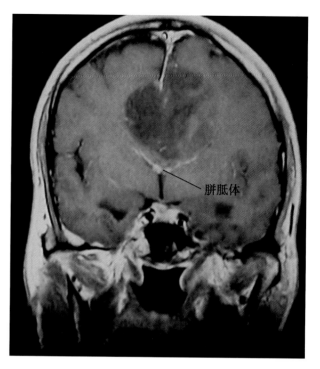

图 5-9　6 年后头部 MRI T1 加权像增强

胼胝体

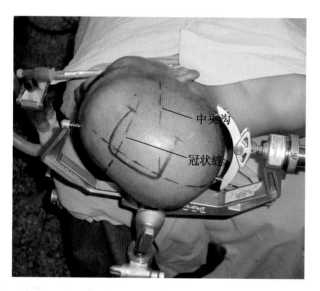

图 5-10　反侧入路

中央沟

冠状缝

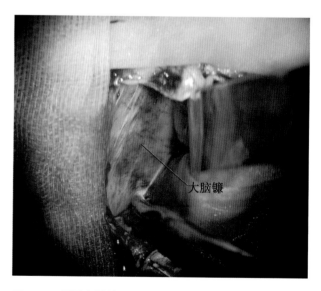

图 5-11　显露大脑镰

大脑镰

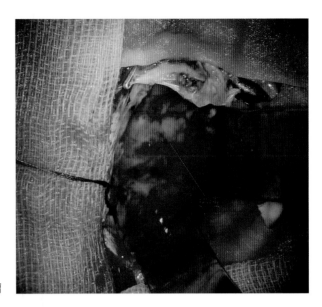

图 5-12　显露肿瘤

病例4

病例资料:患者,男,40 岁,10 年前因右侧肢体抽搐,伴意识不清,发现左颞顶星形细胞瘤,给予手术切除,术后放疗。近 1 个月来,患者出现右侧肢体抽动。MRI、PET 检查诊断为复发。

术前诊断:左颞顶复发胶质瘤。

手术过程:患者 10 年前行左颞顶星形细胞瘤切除术(图 5-13)。10 年后随访示局部病灶复发(图 5-14)。因本次手术病灶较小,在 Marker 定位下,行小切口开颅(图 5-15)。术中见肿瘤呈灰红色、鱼肉状,与周围组织尚有一定边界,整块全切肿瘤(图 5-16)。

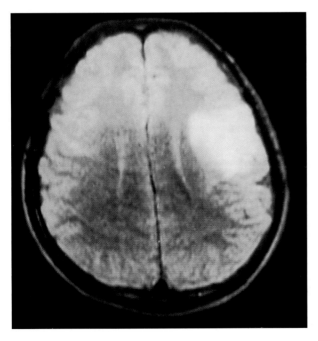

图 5-13　**10 年前术前 MRI T1 加权像增强**

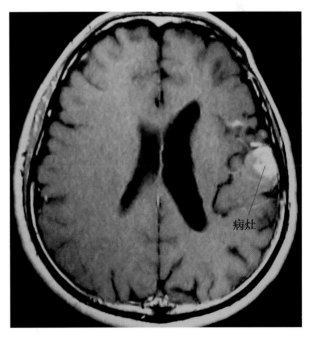

病灶

图 5-14　**10 年后 MRI T1 加权像平扫**

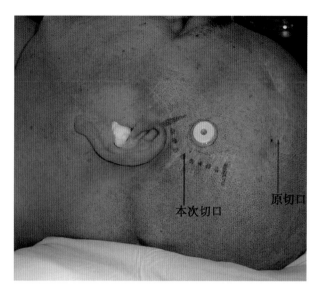

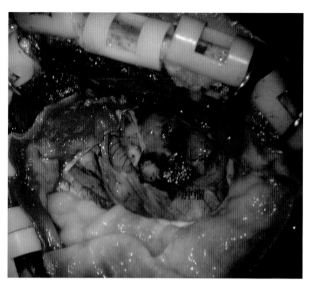

图 5-15　手术切口

图 5-16　显露肿瘤

术后病理：星形细胞瘤。

术后回顾：本例为 10 年病例，10 年后星形细胞瘤复发，再次手术，根据病灶大小适当调整手术的切口位置及长短。星形细胞瘤手术 10 年后复发，亦属于控制较好的情况。

第二节　高级别胶质瘤

病例5

病例资料：患者，女，58 岁，18 年前因头痛发现左额占位，考虑胶质瘤。因患者惧怕开颅手术，逆行内放射治疗。入院前 1 个月出现头痛、左侧肢体活动不便。

术前诊断：左额胶质瘤。

手术过程：患者 18 年前发现左额占位，考虑胶质瘤，未手术，给予内放疗（图 5-17）。18 年后随访示肿瘤体积增大，不均匀强化（图 5-18）。行左额开颅，见肿瘤有强化部分及囊变部分，边界不清，血供中等，沿肿瘤大致边界全切（图 5-19）。

术后病理：少枝 - 星形细胞瘤，部分呈胶质母细胞瘤样结构。

术后回顾：本病例为 18 年病例。18 年前影像学检查示无强化，考虑低级别胶质瘤，给予内放疗。18 年后病灶增大，强化不均匀，考虑是否为放疗所致肿瘤性质改变或肿瘤自然增长过程中性质发生改变。病理亦证实为有胶质母细胞瘤成分。可见低级别胶质瘤可维持多年，对于囊性病变，观察或内放疗亦是我们可供选择的治疗方案。

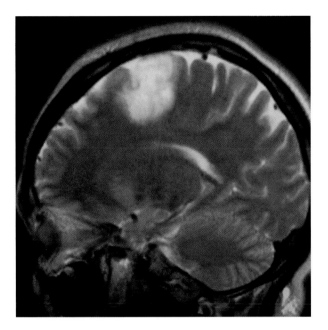

图 5-17 **18 年前头部 MRI T2 加权像**

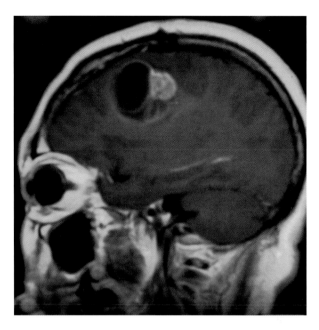

图 5-18 **本次入院时 MRI T1 加权像增强**

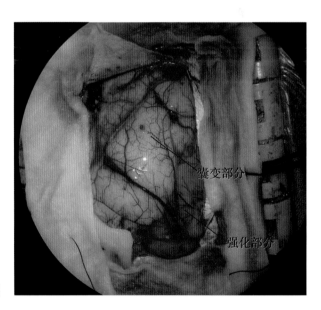

囊变部分

强化部分

图 5-19 **显露肿瘤**

病例6

病例资料：患者，男，34 岁，发作性肢体抽搐 7 年，7 年前发现右额占位，未手术。现复查发现病变体积增大。

术前诊断：右额胶质瘤。

手术过程：7 年前 MRI 检查示右额病灶，轻度增强，未给予任何治疗（图 5-20）。7 年后随访示右额病灶增大，不均匀增强，边界似较清楚（图 7-21、7-22）。剪开硬脑膜后见灰红色肿瘤，边缘匍匐于正常皮质上（图 5-23），似有边界。肿瘤血供丰富，质地较韧，沿大概边界行肿瘤全切。术后当夜 CT 检查示邻近术区部位硬脑膜外血肿，未手术（图 5-24）。

术后病理：间变少枝胶质细胞瘤（Ⅲ级）。

术后回顾：本例为 7 年前发现病灶，未给予任何治疗，现病灶体积逐步增大。术后病理为Ⅲ级。本例给我们的提示与前一病例相似：对于术前无明显增强的病例，考虑为低级别胶质瘤的病例，严密观察是一种可选择的治疗方案。术后当夜头部 CT 检查示顶枕部硬膜外血肿。因体积不是很大，经严密观察后病情稳定，故未手术。血肿原因非术区部位，考虑肿瘤体积较大，切除肿瘤后，脑内压力快速下降，出现肿瘤邻近部位血肿。故当我们切除较大体积的肿瘤后，要考虑到非术区部位血肿的可能。

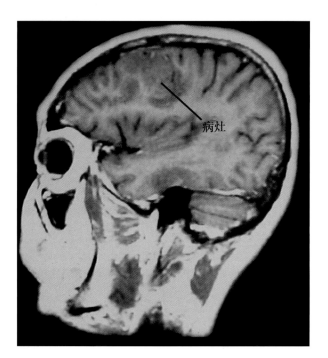

图 5-20　7 年前头部 MRI T1 加权像增强

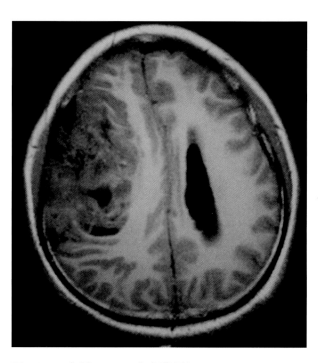

图 5-21　7 年后 MRI T1 加权像平扫

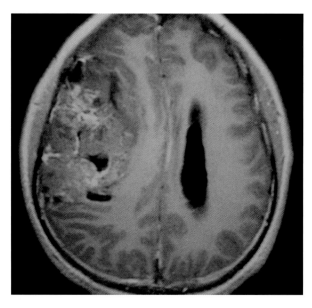

图 5-22　7 年后 MRI T1 加权像增强

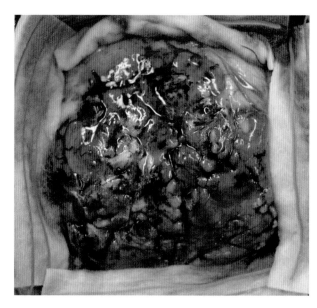

图 5-23　显露肿瘤

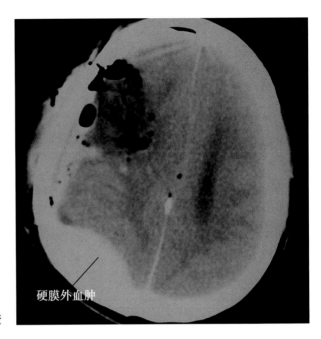

硬膜外血肿

图 5-24　术后当夜 CT 检查

参考文献

1. Duffau H. Long-term outcomes after supratotal resection of diffuse low-grade gliomas: a consecutive series with 11-year follow-up. Acta Neurochir (Wien), 2015, 6 (8): 25-28.

2. van den Bent MJ. Chemotherapy for low-grade glioma: when, for whom, which regimen? Curr Opin Neurol, 2015, 28 (6): 633-938.

3. Ullrich NJ, Pomeroy SL, Kapur K, et al. Incidence, risk factors, and longitudinal outcome of seizures in long-term survivors of pediatric brain tumors. Epilepsia, 2015, 56 (10): 1599-604.

4. Chamdine O, Broniscer A, Wu S, et al. Metastatic low-grade gliomas in children: 20 years' experience at St. Jude Children's Research Hospital. Pediatr Blood Cancer, 2015, 8 (7): 525-526.

5. Dodgshun AJ, Elder JE, Hansford JR, et al. Long-term visual outcome after chemotherapy for optic pathway glioma in children: site and age are strongly predictive. Cancer, 2015, 8 (32): 525-526.

6. Tanaka K, Sasayama T, Mizukawa K, et al. Combined IDH1 mutation and MGMT methylation status on long-term survival of patients with cerebral low-grade glioma. Clin Neurol Neurosurg, 2015, 138: 37-44.

7. Crowley RW, Burke RM, Lopes MB, et al. Long-term cure of high-grade spinal cord glioma in a pediatric patient who underwent cordectomy. J Neurosurg Spine, 2015, 8: 1-7.

8. Okita Y, Narita Y, Miyahara R, et al. Health-related quality of life in long-term survivors with Grade II gliomas: the contribution of disease recurrence and Karnofsky Performance Status. Jpn J Clin Oncol, 2015, 45 (10): 906-913.

9. Reulen HJ, Poepperl G, Goetz C, et al. Long-term outcome of patients with WHO Grade III and IV gliomas treated by fractionated intracavitaryradioimmunotherapy. J Neurosurg, 2015, 123 (3): 760-770.

10. Kim SJ, Lee HJ, Kim MS, et al. Macitentan, a dual endothelin receptor antagonist, in combination with temozolomide leads to glioblastoma regression and long-term survival in mice. Clin Cancer Res,2015,21 (20): 4630-4641.

第六章　肿瘤卒中

第一节　胶质细胞瘤卒中

病例1

病例资料：患者，女，56岁，嘴歪、言语不清1个半月，嗜睡3天。患者1个半月前因左额占位在外院行钻孔并抽出淡黄清亮液体。家属拒绝开颅手术。3天前因嗜睡急诊入院。

术前诊断：左额胶质母细胞瘤卒中。

手术过程：肿瘤有实体部分及卒中部分，肿瘤周边强化（图6-1～6-2）。急诊行左侧额颞入路，抽出黄褐色液体（图6-3）。进一步显露肿瘤，见灰红色病变，周边黄染，边界不清，血供丰富，沿肿瘤大致边界全切（图6-4）。

术后病理：胶质母细胞瘤。

术后回顾：患者为胶质母细胞瘤突发意识障碍，以前曾有抽出清亮液体病史，考虑为2次卒中所致。胶质母细胞瘤为高度恶性肿瘤，肿瘤生长快，血供来源于周边，中心部分常缺血、缺氧，亦可发生坏死和囊变。发生卒中后，患者可能短期内出现意识障碍加重，如条件允许，应急诊手术。

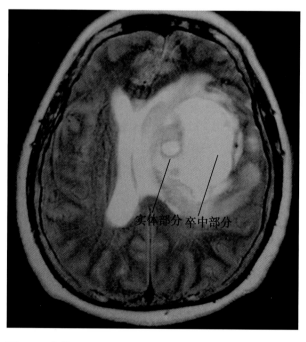

图 6-1　术前 MRI T2 加权像

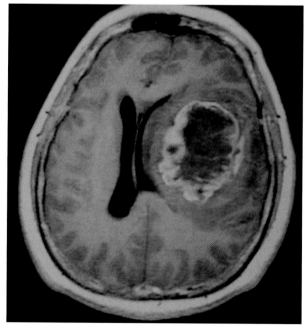

图 6-2　术前 MRI T1 加权像增强

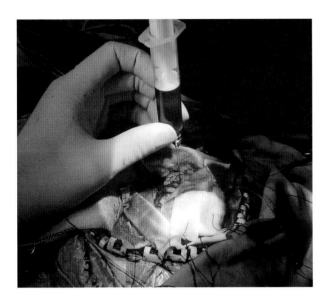

图 6-3　肿瘤内容物

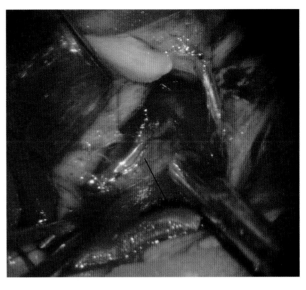

图 6-4　显露肿瘤

病例2

病例资料：患者，男，30 岁，头痛、恶心、呕吐，右侧肢体无力半个月。入院 3 日后突然偏瘫加重，肌力 0 级。头部 CT 检查示肿瘤卒中。

术前诊断：左额胶质瘤卒中。

手术过程：入院前 5 日头部 MRI 检查示左额占位，不均匀增强，考虑为高级别胶质瘤（图 6-5）。入院后 3 日头部 CT 检查示肿瘤体积增大，内有明显高密度影，中线移位明显，考虑肿瘤合并卒中（图 6-6）。术中见肿瘤突出于皮质表面，边界较清楚，似见血肿（图 6-7）。先抽出酱油样液体（血肿），然后沿大致边界全切肿瘤（图 6-8）。

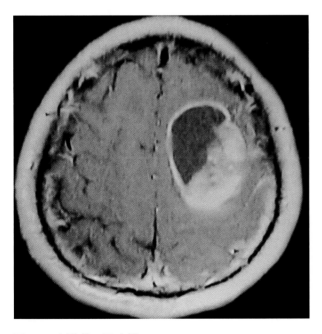

图 6-5　入院前 5 日头部 MRI

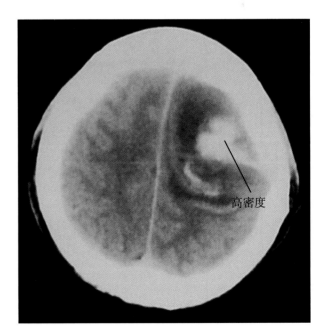

图 6-6　入院后 3 日头部 CT 检查

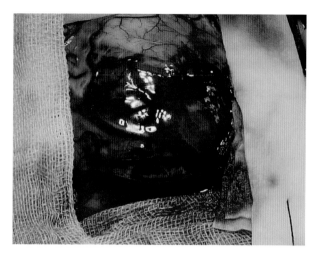

图 6-7　显露肿瘤

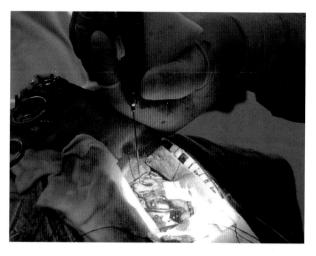

图 6-8　抽出血肿

术后病理：间变星形细胞瘤。

术后回顾：本例为住院期间拟行时手术患者突发肿瘤卒中，症状加重。术中见明显血肿机化液。术后病理证实为间变星形细胞瘤。间变星形细胞属于胶质瘤Ⅲ级，生长方式类似胶质母细胞瘤，中心缺乏血供，易发生缺血、坏死及合并出血。

病例3

病例资料：患者，女，36岁，入院前2个月突发右侧上下肢无力，伴不全失语。疑有脑出血，DSA检查阴性。入院前40天突发抽搐1次。

术前诊断：左额胶质瘤。

手术过程：术前影像学检查示左额混杂信号，不均匀增强（图6-9、6-10）。术中见皮质表面膨隆略暗（图6-11），进皮质下约5mm，见灰红色肿瘤，边界不清，血供丰富，沿肿瘤大致边界全切。将肿瘤大体标本切开，见有陈旧性出血。

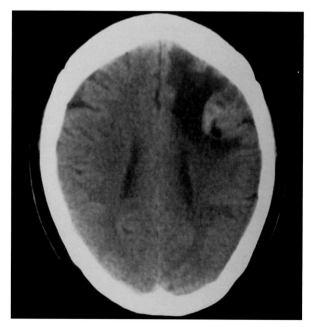

图 6-9　术前 CT 检查

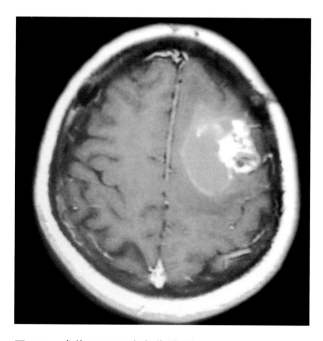

图 6-10　术前 MRI T1 加权像增强

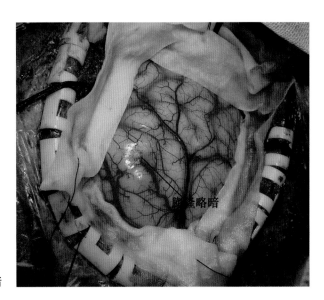

图 6-11 皮质略暗

　　术后病理：间变星形细胞瘤，伴陈旧性出血。

　　术后回顾：本例为间变星形细胞瘤突发肢体运动障碍和语言障碍。术前影像学检查未见明显血肿。术中大体标本及术后病理证实有陈旧性出血。提示我们胶质瘤出血可表现为中小量出血，影像学检查可能遗漏。术前病史更具有参考价值。

第二节　其他肿瘤卒中

病例4

　　病例资料：患者，女，17 岁，5 个月前突发头痛，当地医院诊断为"脑室内出血"，经治疗好转。近2 个月出现间断性头痛。

　　术前诊断：右侧脑室室管膜瘤。

　　手术过程：5 个月前头部 CT 检查示脑室内出血，随访过程中逐步吸收（图 6-12、6-13）。入院时头部 MRI 检查示右侧脑室室间孔等信号占位，均匀一致增强（图 6-14、6-15）。行右额开颅胼胝体入路，见灰红色肿瘤（图 6-16）。肿瘤边界清楚，血供中等，质地较软，肿瘤全切，见侧脑室脉络丛。

　　术后病理：室管膜瘤，黏液变性。

　　术后回顾：本例为脑室内出血起病，发病时出血量较大，影像学检查未见肿瘤。血肿吸收后可见肿瘤并行手术切除。室管膜瘤位于脑室内，出血多破入脑室，可引起脑室铸型，发病时病情较重。

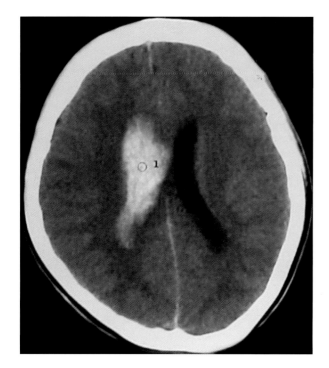

图 6-12　5 个月前头部 CT 检查

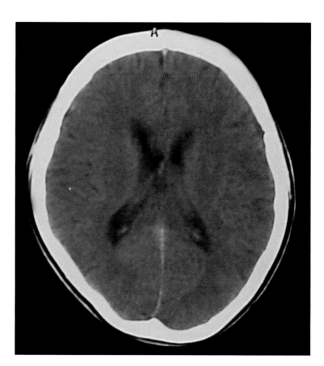

图 6-13　4 个月前头部 CT 检查

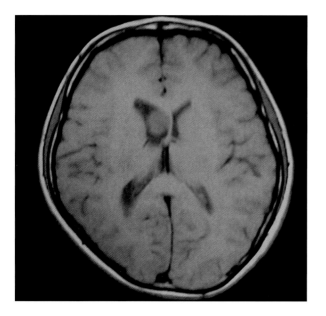

图 6-14　入院时头部 MRI T1 加权像平扫

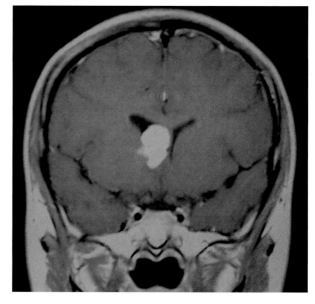

图 6-15　入院时头部 MRI T1 加权像增强

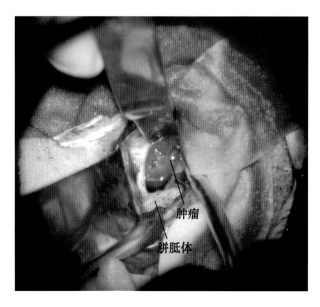

图 6-16 显露肿瘤

参考文献

1. Kim JH，Jung TY，Jung SH，et al．Pediatric brainstem abscess with hemorrhage mimicking diffuse intrinsic pontine glioma：a case report．Childs Nerv Syst，2015，7（5）：250-252．

2：Zhu M，Zheng J，Zhu Y，et al．Diffuse leptomeningeal gliomatosis initially presenting with intraventricular hemorrhage：a case report and literature review．BMC Neurol，2015，15：77．

3. Baek HJ，Kim SM，Chung SY，et al．Hemorrhagic recurrence in diffuse astrocytoma without malignant transformation．Brain Tumor Res Treat，2014，2（2）：119-123．

4. Furuhata M，Aihara Y，Eguchi S，et al．Pediatric medulloblastoma presenting as cerebellar hemorrhage：a case report．No Shinkei Geka，2014，42（6）：545-551．

5. Li XL，Zhou FM，Shangguan SQ，et al．Application of computed tomography for differential diagnosis of glioma stoke and simple cerebral hemorrhage．Asian Pac J Cancer Prev，2014，15（8）：3425-3428．

6. Suzuki R，Suzuki K，Sugiura Y，et al．A case of glioblastoma multiforme in the pineal region with intraventricular hemorrhage．No Shinkei Geka，2014，42（5）：429-435．

7. Berberat J，Grobholz R，Boxheimer L，et al．Differentiation between calcification and hemorrhage in brain tumors using susceptibility-weighted imaging：a pilot study．AJR Am J Roentgenol，2014，202（4）：847-850．

第七章　术后血肿

第一节　胶质瘤术后血肿

病例1

病例资料：患者，女，62 岁，头痛、左眼视力下降 2 个月。

术前诊断：左额胶质瘤。

手术过程：术前 MRI 检查示左额肿瘤，体积较大，不均匀增强，中线移位明显，大脑中动脉、前动脉及其分支似包裹在肿瘤内，考虑胶质瘤可能性大（图 7-1）。因肿瘤位置较低，故行左侧眉弓入路，铣下骨瓣，显露硬脑膜，将骨窗外界暴露至额骨角突处（图 7-2）。翻转硬脑膜，见额叶张力较高（图 7-3）。分离至皮质下 5mm，见肿瘤呈灰红色，质软，血供丰富，边界不清（图 7-4）。将肿瘤分块全切后见左侧视神经和左侧颈内动脉。术后当夜 CT 检查示术区血肿，急诊二次手术清除血肿（图 7-5）。术后第二天头部 CT 检查示血肿清除较彻底（图 7-6）。

术后病理：星形细胞瘤。

术后回顾：本例病例为额叶胶质瘤，因位置较低，故选择眉弓入路。术中顺利，将肿瘤分块全切。眉弓入路为微创入路之一，不剃头，可应用于前颅底肿瘤、额叶肿瘤、鞍区肿瘤和前交通动脉瘤等。术后当夜出现血肿，清除血肿后患者恢复较好。术后血肿的原因可能与肿瘤血供丰富关系较大。术前 MRI 检查示肿瘤包裹大脑中动脉及大脑前动脉及分支。术中主干血管保护良好，但术后由于血压波动、脑压波动、颅内减压明显等原因，出现小动脉出血的可能性较大。另一体会是：本例肿瘤体积较大，眉弓入路毕竟为小骨窗开颅，术中及术后不确定因素较多。对于此种较大肿瘤，似乎常规开颅更为稳妥。

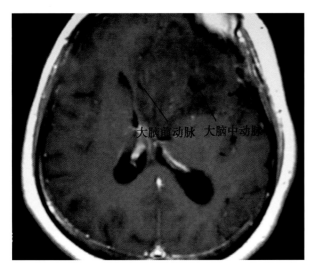

图 7-1　术前 MRI T1 加权像轴位增强

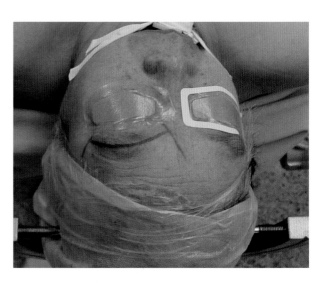

图 7-2　眉弓入路

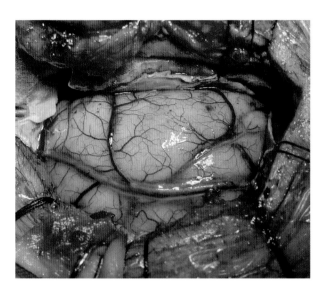

图 7-3 显露额叶

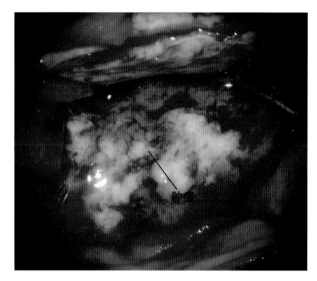

图 7-4 显露肿瘤

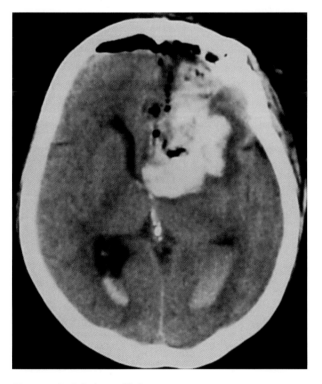

图 7-5 术后当夜 CT 检查

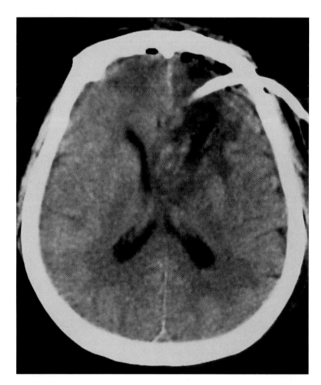

图 7-6 术后第二天头部 CT 检查

第二节 胆脂瘤术后血肿

病例2

病例资料：患者，女，32 岁，左耳鸣、耳聋 6 年，头痛、头晕 3 个月。

术前诊断：左小脑脑桥角胆脂瘤。

手术过程：术前 MRI 检查示小脑脑桥角区占位，形态不规整，考虑胆脂瘤可能性大（图 7-7）。因胆脂瘤血管不丰富，故选择较正常小脑脑桥角开颅略短切口（图 7-8）。术中见肿瘤呈银屑样，为典型胆脂瘤表现（图7-9）。分块切除肿瘤后，见后组脑神经及基底动脉和脑干等结构（图7-10）。术后当夜CT检查示术野无明显渗血（图7-11）。术后10天患者出现头痛和呕吐（图7-12）。头部CT检查示术野出血，颞角扩大，脑积水表现。给予脑室外引流，未清除血肿，后患者逐渐恢复。

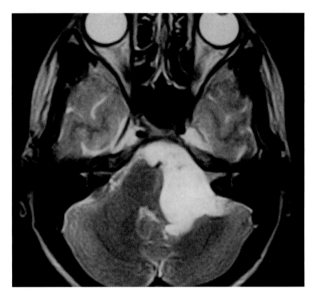

图7-7　术前 MRI T2 加权像

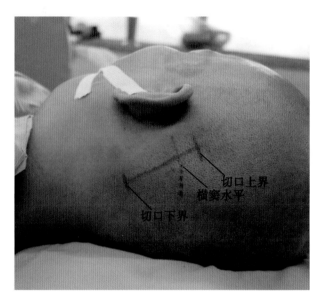

图7-8　小脑脑桥角小直切口

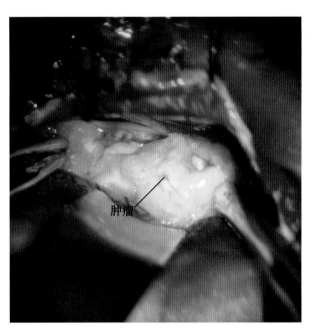

图7-9　显露肿瘤

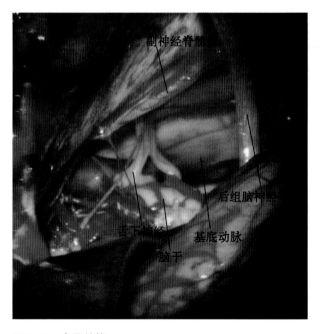

图7-10　术区结构

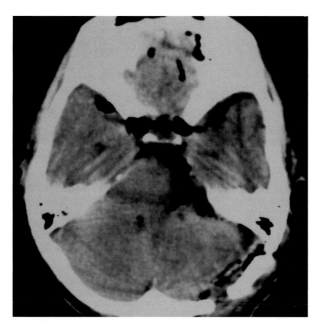

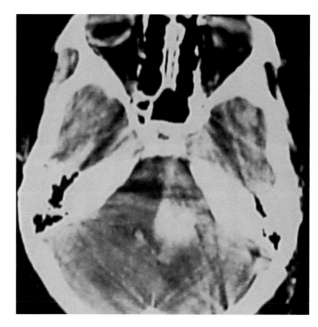

图 7-11　术后当夜 CT 检查　　　　　　　　　　　图 7-12　术后 10 天头部 CT 检查

术后病理：胆脂瘤。

术后回顾：本例术前诊断为胆脂瘤，考虑肿瘤血供不丰富。术中不需要控制出血，手术要点在于耐心，故选择较小直切口。术中分块全切肿瘤，可见小脑脑桥角区重要的神经和血管结构。术后早期恢复良好，10 天后出现术区迟发血肿。胆脂瘤迟发性出血多发生于术后 5 ～ 20 天，可能是由于肿瘤分泌的化学物质刺激、腐蚀小动脉所致。当肿瘤切除后，小动脉失去压迫，继而发生破裂出血。近年来由于对胆脂瘤迟发性出血的关注，采取了一系列的措施。术中用速毕纱贴附所有肿瘤周边暴露的小动脉，术中用地塞米松盐水反复冲洗术区，术后延长患者的住院时间。由于上述措施的应用，胆脂瘤迟发性出血的概率及造成的危害日益减少。

第三节　其他肿瘤术后血肿

病例3

病例资料：患者，男，48 岁，阳痿 2 ～ 3 年，视力下降 1 年。

术前诊断：垂体瘤。

手术过程：术前 MRI 检查示典型垂体瘤表现（图 7-13）。因肿瘤位置较高，鞍上部分较多，故选择开颅眉弓入路，不剃头（图 7-14）。术中显露肿瘤和右侧视神经，从第一间隙分块全切肿瘤（图 7-15）。肿瘤质地较软，血供中等。术后当夜 CT 检查示纵裂池、侧裂池和脚间池血肿，双侧脑室铸型（图 7-16、7-17）。

术后诊断：垂体瘤术后颅内血肿。

术后回顾：本例为垂体瘤，鞍上部分较多，故选择开颅入路。肿瘤形态较规整，虽鞍上部分较多，如术者经蝶手术经验丰富，亦可选择鼻蝶入路。由于垂体瘤位置固定，本例病例选择眉弓入路。头皮切口的位置不同，但额底骨窗的大小与冠切额下入路相同。术后出现较大量出血，考虑为肿瘤体积较大，周围小血管失去压迫后，小动脉出血的可能性大。

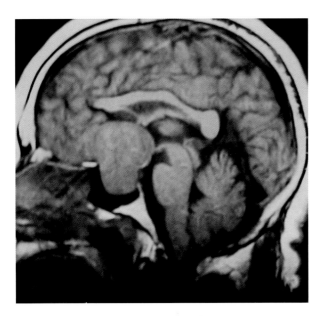

图 7-13　术前 MRI 矢状位 T1 加权像平扫

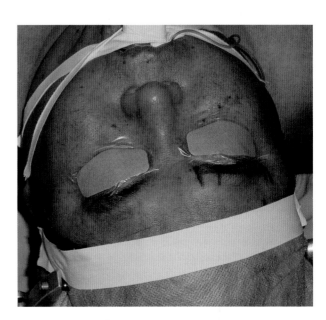

图 7-14　眉弓入路

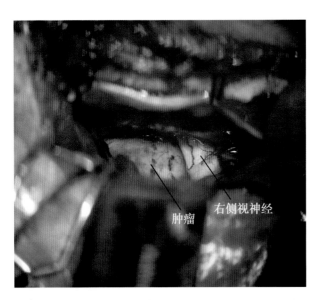

图 7-15　显露肿瘤

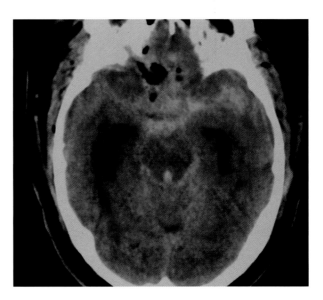

图 7-16　术后当夜 CT 检查

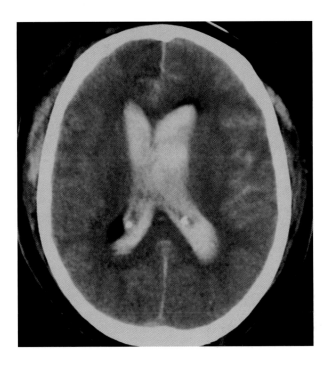

图 7-17　双侧脑室铸型

病例4

病例资料：患者，女，45 岁，视力视野下降 5 年，头痛半年，月经正常。

术前诊断：垂体瘤？脊索瘤？

手术过程：术前 MRI 检查示鞍上巨大不规则占位，增强不均匀，上斜坡似有破坏，考虑侵袭性垂体瘤可能性大，不能排除脊索瘤（图 7-18、7-19）。因肿瘤位置较高，故选择纵裂入路（图 7-20）。见脑内压增高，故先行额角穿刺，抽出脑脊液。分开双侧额叶内面，见肿瘤，肿瘤呈灰红色。术中先分离切除左侧肿瘤，见左侧视神经及左侧颈内动脉结构，继而分离切除右侧肿瘤（图 7-21）。术后当夜复查 CT 示鞍背高密度影，考虑肿瘤部分残留合并出血（图 7-22）。

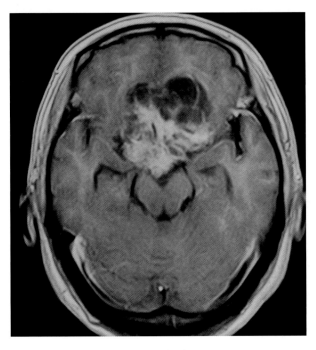

图 7-18　术前 MRI 轴位 T1 加权像增强

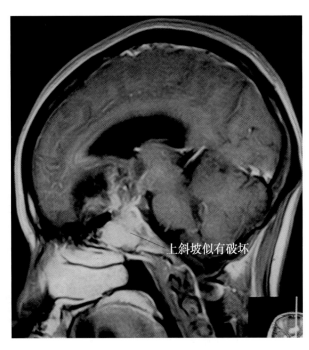

上斜坡似有破坏

图 7-19　术前 MRI 矢状位 T1 加权像增强

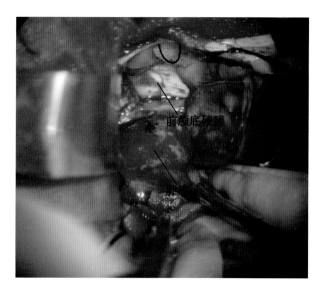

图 7-20　显露肿瘤

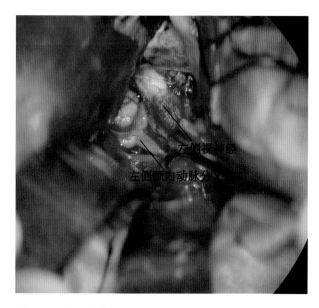

图 7-21　术区结构

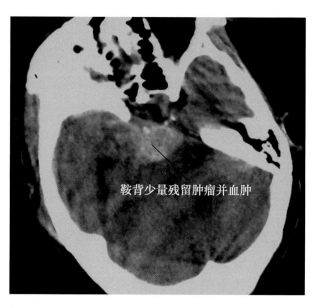

图 7-22　术后当夜 CT 检查

术后病理：嫌色细胞性垂体腺瘤。

术后回顾：本例为巨大垂体瘤，选择纵裂入路。由于肿瘤体积较大，且在直视角度下，鞍背方向为死角，故鞍背处残留少量肿瘤。术后血肿考虑与肿瘤残留有关。

病例5

病例资料：患者，男，52 岁，视力下降 1 年，多饮、多尿半年，3000ml/d。

术前诊断：颅咽管瘤。

手术过程：术前头部 CT 及 MRI 检查示鞍上占位，为典型颅咽管瘤表现（图 7-23、7-24）。行小翼点开颅（图 7-25），围绕蝶骨嵴显露骨窗。轻轻牵拉开额颞叶，经第二间隙分块切除肿瘤（图 7-26）。术后 1 小时头部 CT 检查示右额硬脑膜外血肿（图 7-27）。急诊给予硬脑膜外血肿清除术，清除血肿后头部 CT 检查示血肿清除彻底（图 7-28）。

术后诊断： 颅咽管瘤。

术后回顾： 本例为颅咽管瘤行小翼点手术。因鞍区肿瘤位置固定，本例肿瘤体积不是很大，故选择小翼点手术。小翼点与常规翼点相比，皮口缩短，但骨窗要求更精确，必须围绕蝶骨嵴暴露，其实与常规翼点暴露的核心区域是一致的，只是要求更高些。本例术后发生术野周边硬脑膜外血肿，考虑为术区硬脑膜悬吊不仔细或与肿瘤减压后硬脑膜外小血管剥离出血有关。

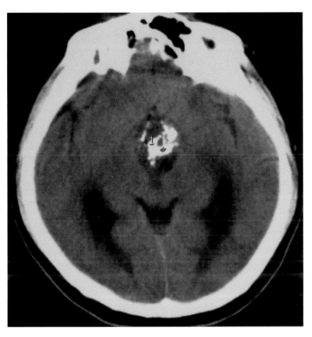

图 7-23 头部 CT 检查

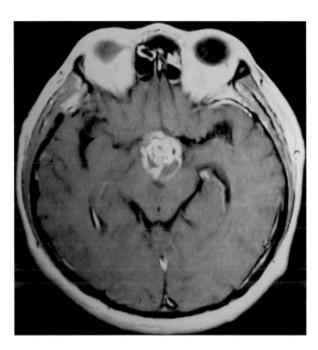

图 7-24 头部 MRI T1 加权像增强

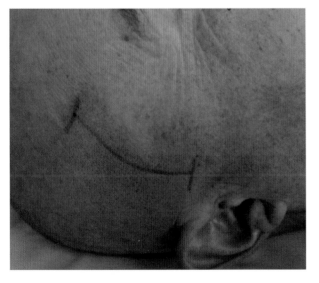

图 7-25 小翼点开颅

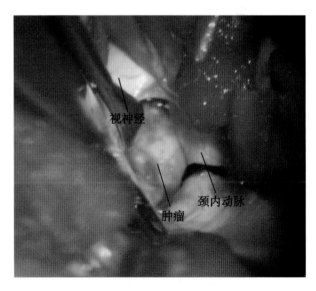

图 7-26 显露肿瘤

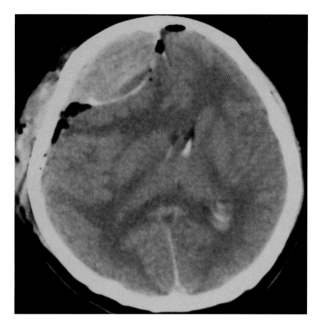

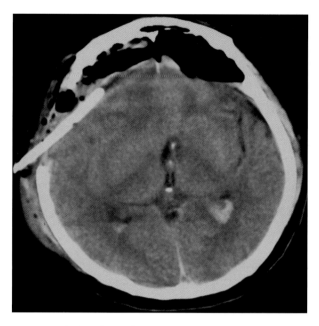

图 7-27 术后 1 小时头部 CT 检查

图 7-28 清除血肿后头部 CT

病例6

病例资料：患者，女，30 岁，停经 2 年，左眼视力下降伴泌乳半年。

术前诊断：颅咽管瘤？垂体瘤？

手术过程：术前影像学检查考虑鞍区占位，为较典型的颅咽管瘤表现（图 7-29、7-30）。行额下入路，经第一间隙切除肿瘤。术中见肿瘤壁硬韧，有钙化，肿瘤壁内有薄层肿瘤组织（图 7-31）。先抽出肿瘤内棕黑色液体，然后再分块切除肿瘤。术后当晚头部 CT 检查示术区及周围血肿形成，急诊去骨瓣清除血肿（图 7-32）。

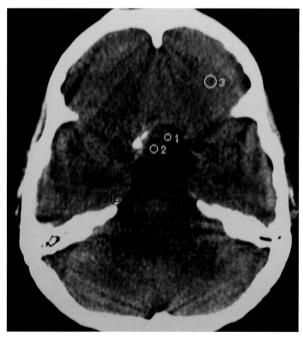

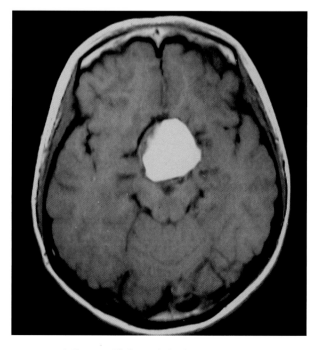

图 7-29 术前头部 CT 检查

图 7-30 术前 MRI 检查 T1 加权像平扫

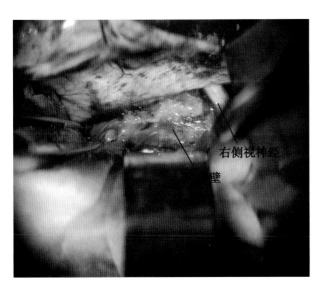

右侧视神经
壁

图 7-31　显露肿瘤

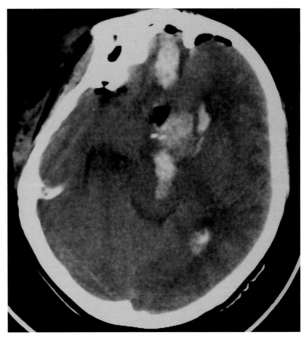

图 7-32　术后当晚头部 CT 检查

术后病理：颅咽管瘤。

术后回顾：本例为颅咽管瘤术后血肿形成。鞍区肿瘤结构位置深在，周围颈内动脉和前动脉的穿支均较多，肿瘤切除完毕后有些小动脉失去压迫发生出血。另外，由于不论是经第一、二间隙，肿瘤后上方均是术野的死角，当时如出血可用海绵片等压迫止血，但术后由于颅内压和间隙，还是血压的波动，亦可出现血肿形成。

参考文献

1. Cai J, Zhang Y, Bai X, et al. Postoperative hemorrhage in an elderly patient with a glioblastoma multiform and a calcified chronic subdural hematoma. World J SurgOncol, 2014, 52（5）：85-88.

2. Aishima K, Yoshimoto Y. Screening strategy using sequential serum D-dimer assay for the detection and prevention of venous thromboembolism after elective brain tumor surgery. Br J Neurosurg, 2013, 27（3）：348-354.

3. Yomo S, Hayashi M. Fatal tumoral hemorrhage after stereotactic radiosurgery for metastatic brain tumors：report of three cases and review of literature. Acta Neurochir（Wien）, 2012, 154（9）：1685-1690.

4. Yamashita S, Fukuda T, Shimizu T, et al. Intracranial hemorrhage from undiagnosed metastatic brain tumor during general anesthesia. J ClinAnesth, 2011, 23（7）：562-564.

5. Sakurada K, Kikuchi Z, Kuge A, et al. Detection of acute subdural hemorrhage using intraoperative MR imaging during glioma surgery：a case report. No ShinkeiGeka, 2010, 38（12）：1115-1120.

6. Park JS, Hwang JH, Park J, et al. Remote cerebellar hemorrhage complicated after supratentorial surgery：retrospective study with review of articles. J Korean Neurosurg Soc, 2009, 46（2）：136-143.

7. Alcázar L, Alfaro R, Tamarit M, et al. Delayed intracerebral hemorrhage after ventriculoperitoneal shunt insertion. Case report and literature review. Neurocirugia, 2007, 18（2）：128-133.

第八章　术后梗死

第一节　岛叶胶质瘤术后梗死

病例1

病例资料：患者，女，56岁，头痛1个月，伽马刀治疗后15天，头痛加重1天。

术前诊断：右岛叶胶质瘤。

手术过程：术前MRI检查示右岛叶占位，考虑胶质瘤可能性大（图8-1）。行额叶造瘘，将胶质瘤分块全切。术后4天头部CT检查示左额颞顶大面积梗死（图8-2）。

术后病理：胶质肉瘤。

术后回顾：本例行额叶造瘘切除岛叶占位，术后出现大面积脑梗死。根据梗死面积判断，大脑中动脉主干痉挛所致的可能性较大，可能是由于术中对大脑中动脉干扰所致。术中应用罂粟碱或尼莫地平溶液以保护中动脉及其分支对于侧裂区域的手术是很重要的。应该重视该部位术后出现的梗死问题。

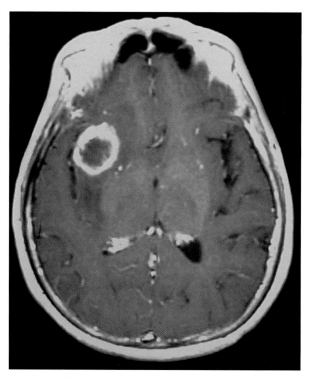

图8-1　术前MRI T1加权像增强

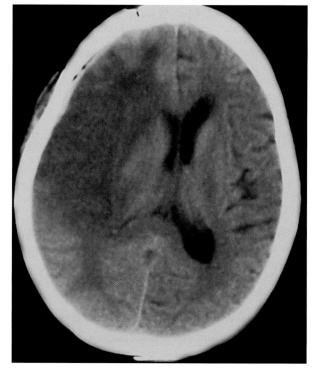

图8-2　术后4天头部CT检查

病例2 星形细胞瘤

病例资料：患者，女，30 岁，反复抽搐发作、头痛 7 个月。

术前诊断：左岛叶胶质瘤。

手术过程：术前 MRI 检查示岛叶胶质瘤，考虑为星形细胞瘤（图 8-3）。行左额颞开颅经外侧裂入路，见额颞叶及侧裂静脉，逐步分离侧裂，显露肿瘤（图 8-4、8-5）。见肿瘤呈灰白色、鱼肉状，主要侵及岛叶。大脑中动脉及其分支位于岛叶表面，与肿瘤无明显粘连。分块吸除肿瘤，近全切。术后当夜 CT 检查示尾状核头部梗死（图 8-6）。术后 4 天头部 CT 检查示梗死面积加大（图 8-7）。

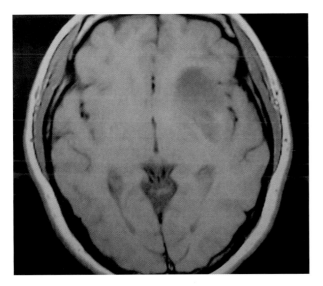

图 8-3 术前 MRI T1 加权像平扫

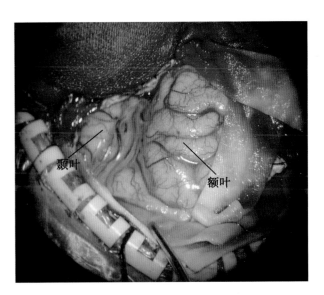

图 8-4 经外侧裂入路

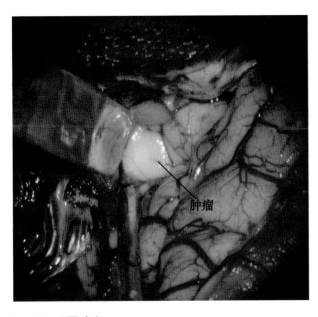

图 8-5 显露肿瘤

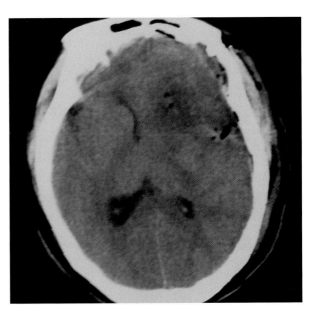

图 8-6 术后当夜 CT 检查

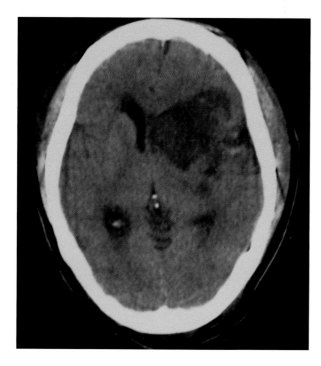

图 8-7 　术后 4 天 CT 检查

术后病理：星形细胞瘤。

术后回顾：本例为侧裂入路的岛叶胶质瘤切除术。岛叶胶质瘤分额岛胶质瘤、颞岛胶质瘤和额颞岛胶质瘤三种，本例为单纯岛叶胶质瘤。在行侧裂入路的过程中，可完整分离开额颞叶，在术野略深层面见岛叶胶质瘤，故侧裂入路是单纯岛叶胶质瘤的良好暴露入路。如为额颞岛胶质瘤，可分别从额叶或颞叶直接开始切除肿瘤，不必完整分离侧裂。本例术后发生尾状核头部梗死，考虑为大脑中动脉的内侧豆纹动脉损伤所致。内侧豆纹动脉起自颈内动脉分叉近端，进入前穿质并直接上升供血给豆状核、尾状核及内囊。术中如肿瘤与小的穿支动脉粘连，在切除肿瘤的过程中，小的动脉很容易牵拉撕裂，所以侧裂入路如何保护好小的穿支动脉是预后的较重要因素。

病例3

病例资料：患者，男，37 岁，抽搐发作 1 个月，每日 2 次。

术前诊断：左额岛胶质瘤。

手术过程：术前头部 MRI 检查示左额岛胶质瘤（图 8-8）。行左额颞开颅，暴露额叶，侧裂未暴露（图 8-9）。额叶表面肿胀，张力较高。行额叶皮质造瘘，在皮质下 0.5cm 外可见肿瘤。肿瘤边界不清，质地韧，血供中等，分块全切肿瘤（图 8-10）。术后 3 天 CT 检查见左额叶楔形梗死（图 8-11）。

术后病理：星形细胞瘤。

术后回顾：本例为额岛胶质瘤，因距额叶皮质较近，故选择额叶皮质造瘘手术。术后出现额叶楔形梗死，考虑为大脑中动脉、额前动脉或眶额动脉损伤，即大脑中动脉的皮质支损伤所致。结合本章病例 2，可见岛叶胶质瘤涉及大脑中动脉及其分支，在术中保护这些动脉是非常重要的。

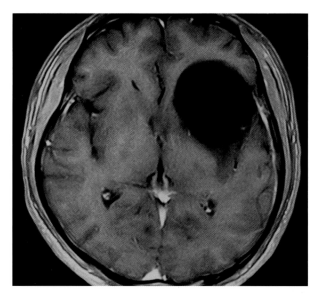

图 8-8　头部 MRI T1 加权像

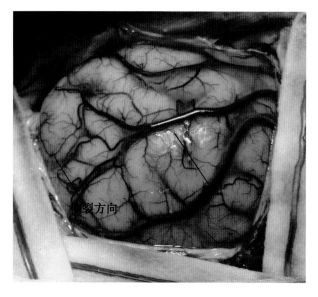

图 8-9　暴露额叶

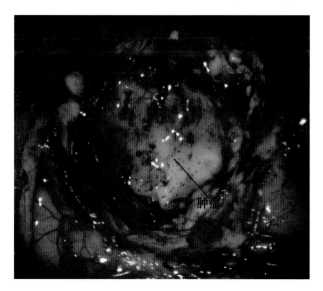

图 8-10　显露肿瘤

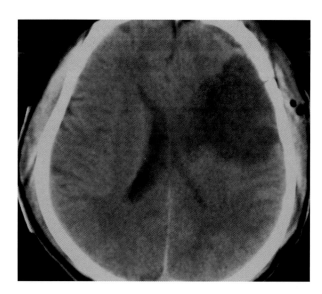

图 8-11　术后 3 天头部 CT 检查

第二节　其他部位胶质瘤术后梗死

病例4

　　病例资料：患者，女，32 岁，间断抽搐伴意识丧失 1 个月。

　　术前诊断：右额胶质瘤。

　　手术过程：术前 MRI 检查示右额叶胶质瘤（图 8-12）。行右额直切口，分离额叶内侧面与大脑镰粘连，进一步暴露肿瘤（图 8-13、8-14）。见肿瘤呈灰红色，质地硬，边界不清，血供较丰富，分块全切肿瘤。术后 2 天出现额叶梗死（图 8-15），急诊行去骨瓣减压。

　　术后病理： 星形细胞瘤。

　　术后回顾： 本例为右额胶质瘤行直切口术后 2 天额叶梗死。因梗死呈楔形分布，故考虑动脉原因可能性大。因术中曾分离前纵裂，考虑术后梗死与大脑前动脉的分支胼缘动脉损伤可能性大。

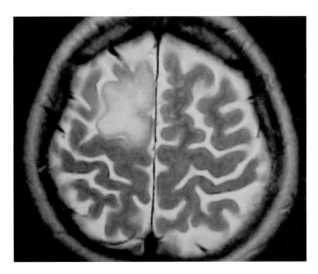

图 8-12　术前 MRI T2 加权像

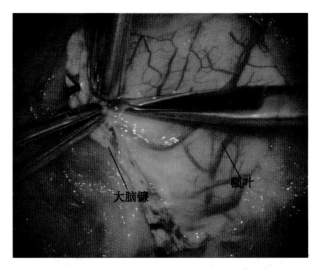

图 8-13　分离额叶

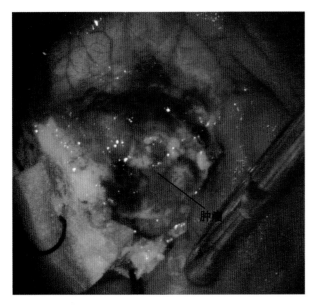

图 8-14　显露肿瘤

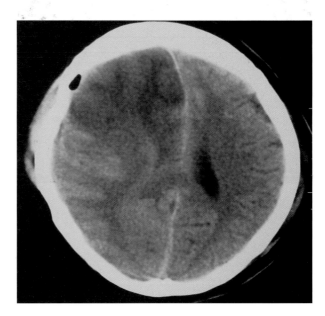

图 8-15　术后 2 天头部 CT 检查

参考文献

1. Wang Z，Kong QT，Wu XH，et al．Long-term survival in gliosarcoma with radiation-induced meningeal sarcomas：case report and molecular features．J Cancer Res Ther，2015，11（3）：651．

2. Oh JE，Ohta T，Nonoguchi N，et al．Genetic alterations in gliosarcoma and giant cell glioblastoma．Brain Pathol，2015，5（2）：88-90．

3. Mallick S，Gandhi AK，Sharma DN，et al．Pediatric gliosarcoma treated with adjuvant radiotherapy and temozolomide．Childs Nerv Syst，2015，31（12）：2341-2344．

4. Singh G，Das KK，Sharma P，et al．Cerebral gliosarcoma：analysis of 16 patients and review of literature．Asian J Neurosurg，2015，10（3）：195-202．

5. Lee JC，Tae HJ，Chen BH，et al．Failure in neuroprotection of remote limb ischemic postconditioning in the hippocampus of a gerbil model of transient cerebral ischemia．J Neurol Sci，2015，358（1-2）：377-384．

6. Doig D，Hobson BM，Müller M，et al．Carotid anatomy does not predict the risk of new ischaemic brain lesions on diffusion-weighted imaging after carotid artery stenting in the ICSS-MRI Substudy．Eur J Vasc Endovasc Surg，2015，88（5）：326-327．

7. O'Lynnger TM，Shannon CN，Le TM，et al．Standardizing ICU management of pediatric traumatic brain injury is associated with improved outcomes at discharge．J Neurosurg Pediatr．2015，9：1-8．

8. Fugate JE．Complications of neurosurgery．Continuum，2015，5：32-34．

第九章　特殊影像

病例1

　　病例资料: 患者,女,61 岁,头痛、头晕 3 个月,左侧肢体无力 1 个月。

　　病例回顾: 该患者头部 CT 与 MRI 提示一巨大颅骨病变,考虑为骨增生性病变,临床上罕见(图 9-1 ~ 9-3)。由于患者合并心肺疾病,故未手术,病变性质需病理证实。

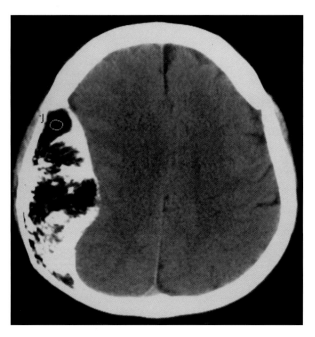

图 9-1　头部 CT 检查示右颞顶枕骨增生,内有低密度影,脑组织受压移位

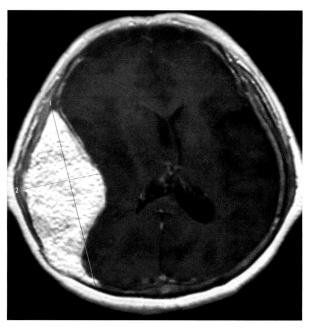

图 9-2　头部 MRI T1 加权像增强示病变均匀一致增强

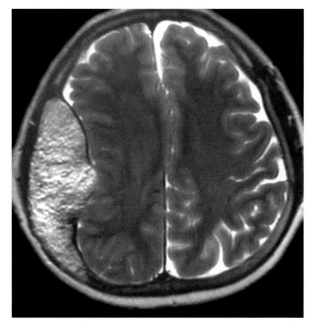

图 9-3　头部 MRI T2 加权像示病变信号均匀,与脑组织边界明显

病例2　鞍区病变

病例资料：患者，女，13岁，双眼视力下降半年。

病例回顾：本例为疑似垂体瘤患者，术前影像学检查示垂体柄被肿瘤包裹（图 9-4 ~ 9-6）。对于垂体瘤，一般情况下，垂体柄都被顶向后上方。本例未行手术，如手术中能探查垂体柄位置，结合术前影像学，会更有意义。

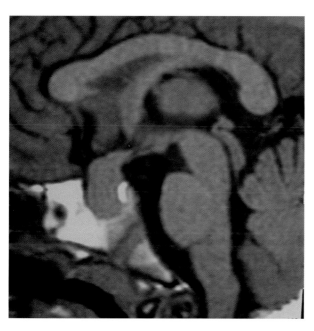

图 9-4　矢状位 MRI T1 加权像平扫检查示肿瘤主要起源于鞍内

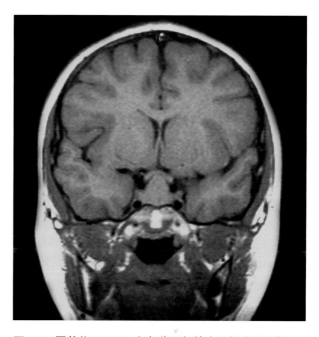

图 9-5　冠状位 MRI T1 加权像平扫检查示视交叉顶起

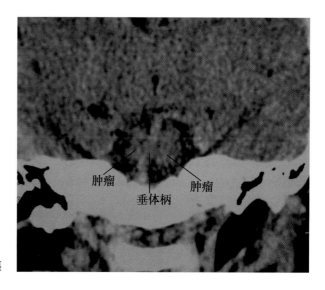

图 9-6　冠状 CT 检查示垂体柄被肿瘤包裹

病例3 鞍旁病变

病例资料：患者，女，35岁，左眼视物不清半年。

病例回顾：本病例为鞍旁占位，形态规整（图9-7～9-9）。计算机断层摄影血管造影术检查已排除动脉瘤，考虑胆脂瘤或神经鞘瘤可能性大。

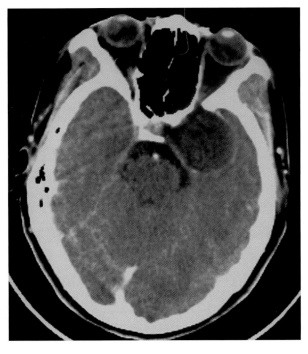

图9-7　头部增强CT鞍旁占位，低密度，形态规整，似有包膜

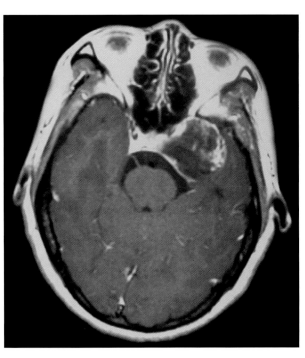

图9-8　MRI T1加权像增强示肿瘤边缘强化，内部不均匀强化

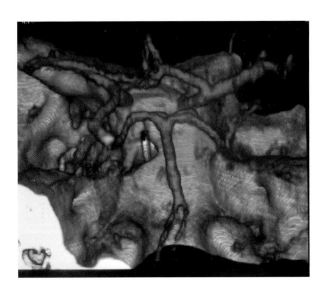

图9-9　计算机断层摄影血管造影术检查示未见动脉瘤

病例4

病例资料：患者，男，12岁，头痛、头晕半年。

病例回顾：该患者CT及MRI检查示胼胝体上方脂肪信号，考虑为胼胝体脂肪瘤。根据以往的手术经验，此处脂肪瘤手术十分困难。肿瘤与周围脑组织粘连紧密，术中出血很多，难以止血，故对此处脂肪瘤采取观察为上策。

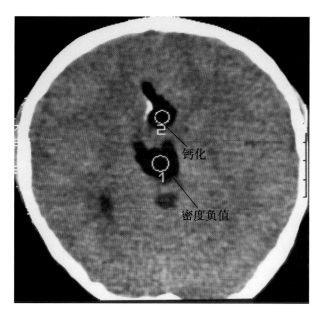

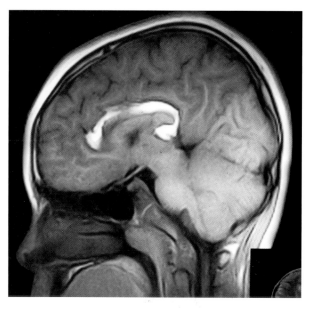

图 9-10　头部 CT 检查示：胼胝体区域有钙化及低密度病灶（CT 值为 -130，考虑为脂肪）

图 9-11　头部 MRI T1 加权像示胼胝体脂肪瘤

病例5

病例资料： 患者，女，3 岁，发作性意识不清 2 年。

病例回顾： 该患者以癫痫起病，有面部血管瘤。头部 CT 及 MRI 检查示右颞枕异常病变（图 9-12 ~ 9-14），诊断为典型 Sturge-Weber 综合征。该综合征为先天性病变，多以癫痫起病，有面部血管瘤，合并脑发育异常；多伴有智力障碍，治疗困难，预后不良。

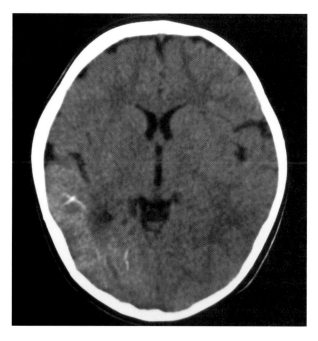

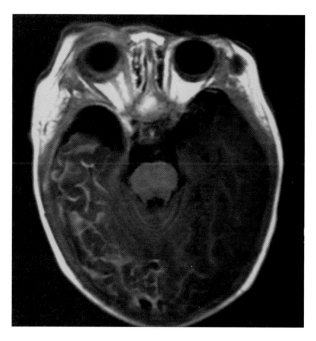

图 9-12　头部 CT 检查示右颞枕高密度

图 9-13　头部 MRI 增强示右颞枕线形增强

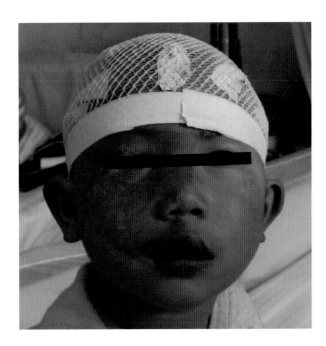

图 9-14 右侧面部血管瘤

第十章 非常规手术入路

第一节 对侧入路

病例1

病例资料：患者，女，42岁，头晕3个月。

术前诊断：左侧扣带回胶质瘤。

手术过程：术前MRI检查示左侧扣带回病变，不均匀增强，胼胝体信号完整，病灶完全位于扣带回（图10-1、10-2）。选择右额顶开颅，俗称"开错边"，即选择对侧入路（图10-3）。术中离断大脑镰及下矢状窦，暴露对侧额叶内侧面结构，分块切除肿瘤（图10-4）。术后2年半复查MRI示无肿瘤残留，右侧见手术痕迹（图10-5）。

术后病理：少枝-星形细胞瘤。

术后回顾：扣带回胶质瘤为低度恶性肿瘤，多数完全局限在扣带回内。如选择合适的入路，完整切除肿瘤，患者可多年无复发。对侧入路的优势在于手术的视角较同侧入路略大，如在相同的视角情况下，对额叶牵拉的程度轻，这样可减轻牵拉患侧的额叶组织，因为牵拉患侧额叶组织会有各种额叶的牵拉反应，所以对侧入路具有视角及牵拉反应轻的双重优势（图10-6、10-7）。

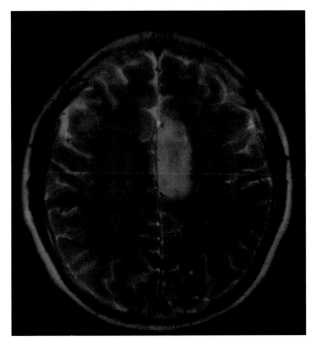

图 10-1　术前 MRI T2 加权像轴位

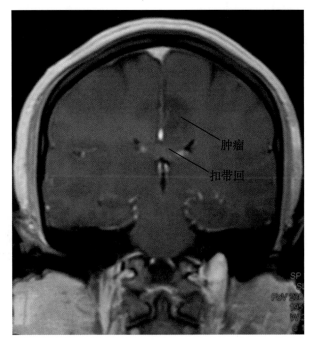

图 10-2　术前 MRI T1 加权像冠状位增强

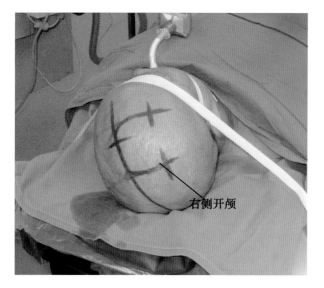

图 10-3 右额顶开颅

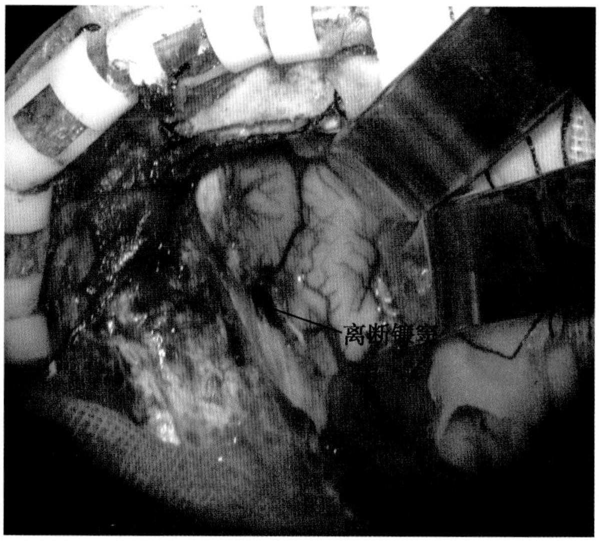

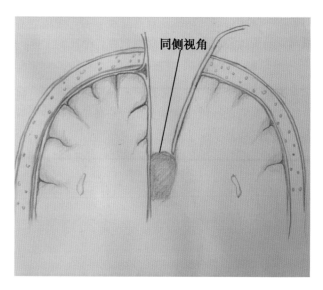

图 10-4 离断大脑镰

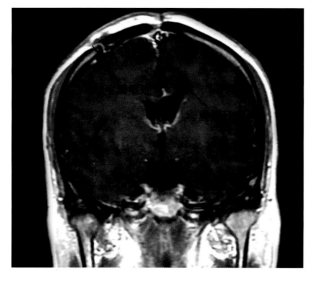

图 10-5 术后 2 年半复查 MRI T1 加权像增强

图 10-6 同侧入路视角

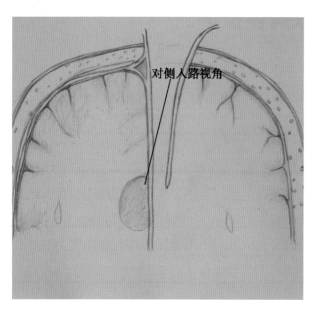

图 10-7 对侧入路视角

病例2

病例资料：患者，男，40岁，间断头晕6年，右侧肢体麻木、无力3个月。

术前诊断：左侧扣带回胶质瘤。

手术过程：术前头部MRI检查示肿瘤位于胼胝体上方，仔细观察胼胝体信号完整，肿瘤主体位于左侧，似部分位于右侧，行右额顶入路（图10-8、10-9）。术中见右侧额叶内侧无肿瘤，拉开右侧额叶内侧，剪开大脑镰（图10-10）。显露灰红色肿瘤，边界不清，血供中等，分块切除（图10-11）。

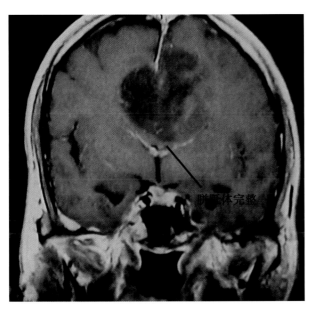

图 10-8　术前冠状位 MRI T1 加权像平扫

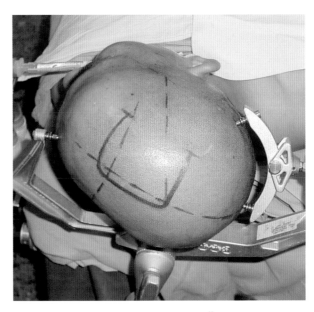

图 10-9　右额顶开颅

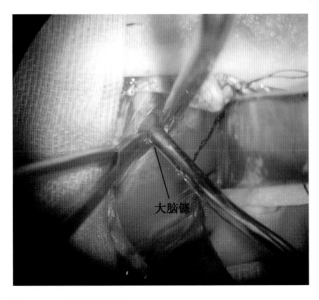

图 10-10　离断大脑镰

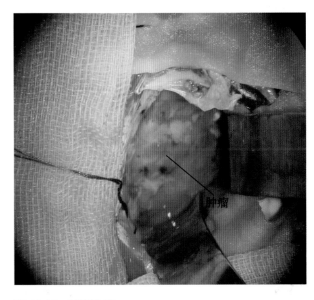

图 10-11　显露肿瘤

术后病理：星形细胞瘤。

术后回顾：本例术前见肿瘤似乎突破对侧，但术中见仍完全局限在同侧，大脑镰被挤向肿瘤对侧。切开大脑镰，术中术野暴露良好，将肿瘤分块全切。

病例3

病例资料：患者，男，36 岁，体检时发现左额占位。

术前诊断：左额镰旁脑膜瘤。

手术过程：术前影像学检查示左额镰旁脑膜瘤（图 10-12、10-13）。行反侧入路，右额开颅，充分显露额叶及大脑镰（图 10-14）。剪开大脑镰，见对侧肿瘤（图 10-15）。将肿瘤及附着的大脑镰基底整块切除。

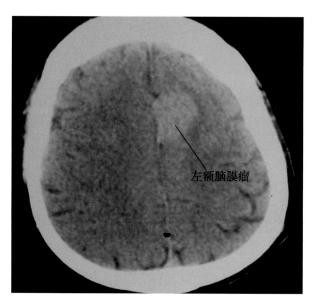

图 10-12 头部 CT 检查

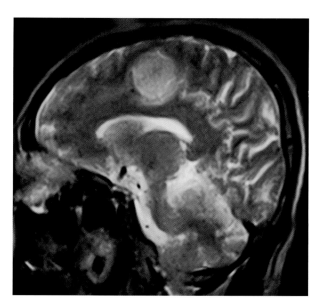

图 10-13 头部 MRI T2 加权像

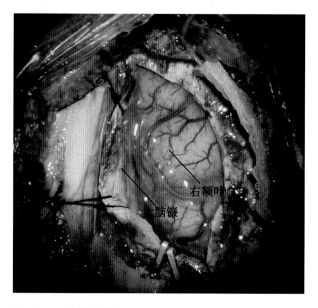

图 10-14 右额开颅

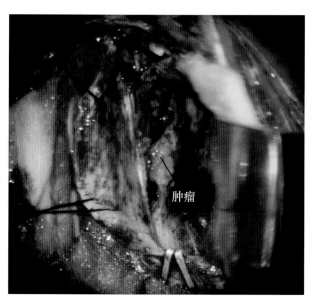

图 10-15 显露对侧肿瘤

术后病理：脑膜瘤。

术后回顾：对于镰旁脑膜瘤来说，如果体积不大，基底不是很宽，可以选择对侧入路，发挥视角优势，将肿瘤的硬脑膜基底灼烧并一同切除。同时可能更彻底地清除肿瘤基底之硬脑膜，以减低脑膜瘤的复发率。

病例4

病例资料：患者，女，31岁，头痛1个月，右眼视力下降20余天。

术前诊断：左侧下矢状窦脑膜瘤。

手术过程：术前MRI检查示肿瘤位于大脑镰下方，考虑基底与下矢状窦相关（图10-16）。肿瘤含有囊性及实性两种成分。行对侧入路，右额直切口（图10-17）。逐步处理大脑镰及下矢状窦，显露肿瘤，见包膜完整，从残留大脑镰下方将肿瘤整块掏出（图10-18、10-19）。切除肿瘤后，见对侧额叶完整（图10-20）。

术后病理：纤维型脑膜瘤。

术后回顾：启示1，较大镰旁脑膜瘤亦可行对侧入路。启示2，脑膜瘤可有囊实性成分，不要将囊性成分误认为周围水肿。

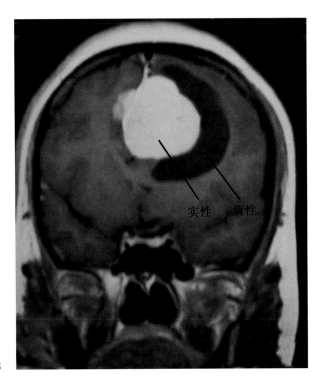

图10-16　冠状位MRI T1加权像增强

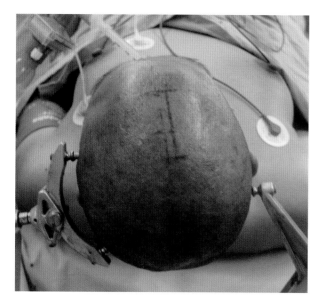

图 10-17 对侧入路

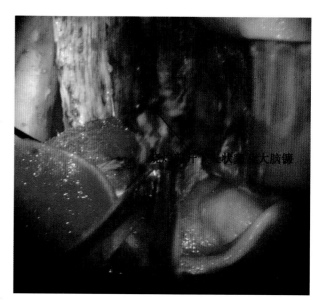

图 10-18 离断大脑镰

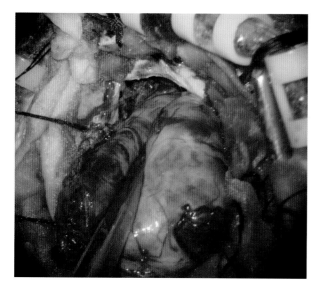

图 10-19 全切肿瘤

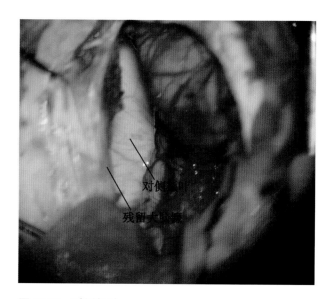

图 10-20 对侧额叶

第二节 缩小切口

病例5

 病例资料：患者，女，41 岁，头晕 2 个月，加重 5 天。

 术前诊断：左侧小脑半球血管母细胞瘤。

 手术过程：术前 MRI 检查示小脑半球囊实性血网，大囊小结节（图 10-21）。现场将原切口改为小切口（图 10-22）。行小骨瓣开颅，见硬脑膜表面发蓝，打开硬脑膜见实性结节，全切实性结节（图 10-23）。

 术后病理：血管母细胞瘤。

 术后回顾：本例为手术现场将大切口改为小切口。对于大囊小结节病例来说，切除小结节即可。小切口的要求其实就是暴露结节部位，对于手术切口的位置要求更准确，对手术切口的画线需要具备较丰富的临床经验。

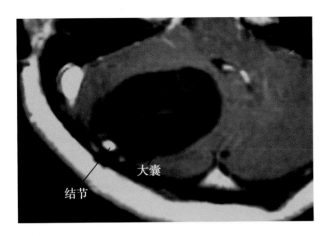

图 10-21　**MRI T1 加权像增强**

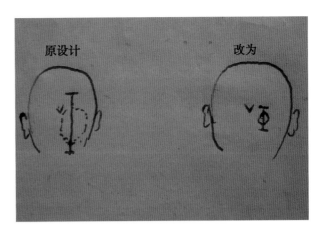

图 10-22　**将大改小**

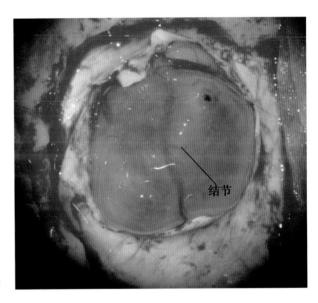

图 10-23　**实性结节**

病例6

病例资料： 患者，男，29 岁，左顶枕胶质瘤术后 1 年半，右侧肢体麻木无力伴头痛 2 个月。

术前诊断： 左顶枕复发胶质瘤。

手术过程： 首次术前 MRI 检查左顶枕不规则占位（图 10-24），术后病理示"少枝胶质细胞瘤 + 室管膜瘤"。本次术前 CT 检查示钙化（图 10-25）。术前 MRI 检查示病灶大部分位于上次手术切口的上方（图 10-26）。根据肿瘤位置，将本次手术切口向上方更改（图 10-27）。术中见肿瘤质硬，边界清楚，血运丰富，有明显钙化，沿肿瘤大概边界全切肿瘤（图 10-28）。

术后病理： 少枝胶质细胞瘤。

术后回顾： 本例为复发胶质瘤切口大改小。复发胶质瘤多位于原有位置周边，对切口设计要求较高。既要考虑充分利用原切口，又要考虑现有肿瘤位置，同时还必须兼顾皮瓣的血运方向。多数情况下新切口要在原切口的基础上有所调整。

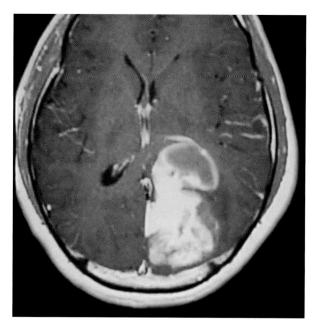

图 10-24　首次术前 MRI T1 加权像增强

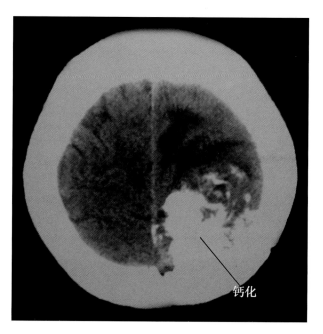

图 10-25　本次术前 CT 检查

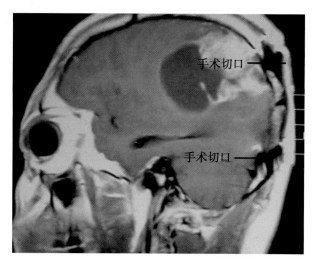

图 10-26　本次术前 MRI T1 加权像增强

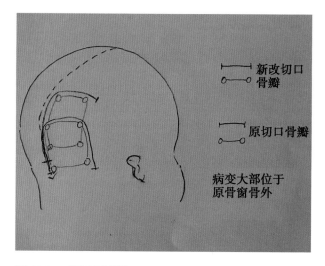

图 10-27　切口示意图

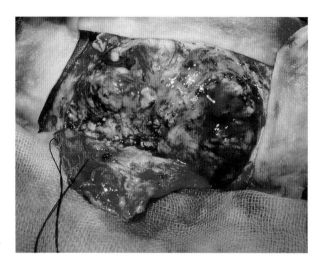

图 10-28　显露肿瘤

病例7

病例资料：患者，男，40 岁，颅咽管瘤术后 1 年半，视力下降 2 个月。

术前诊断：复发颅咽管瘤。

手术过程：本次手术行右翼点入路，将原标准翼点切口改为小翼点切口（图 10-29、10-30），见硬脑膜下假膜形成（图 10-31）。术中利用第二间隙切除肿瘤。肿瘤有血性内容物，瘤壁较韧，实性部分位于后外侧（图 10-32）。

术后病理：颅咽管瘤。

术后回顾：本例为复发颅咽管瘤，本次手术改为小翼点切口。同样，可充分暴露颅底第二间隙，切口的大小对深方术野无明显影响。显微镜下的手术视野为锥形视野，较小的手术切口可获得较大的手术视野。

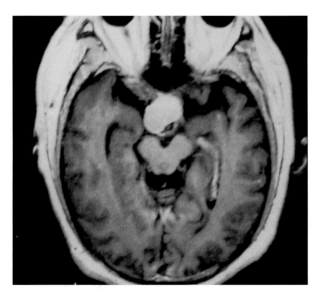

图 10-29　**本次术前 MRI T1 加权像增强**

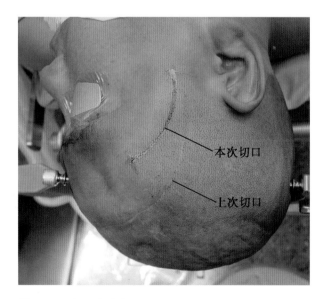

图 10-30　**切口大改小**

本次切口

上次切口

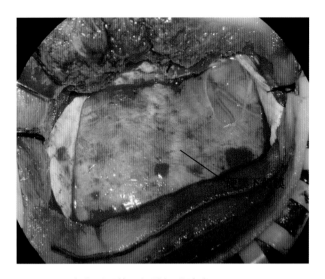

图 10-31　术中利用第二间隙切除肿瘤

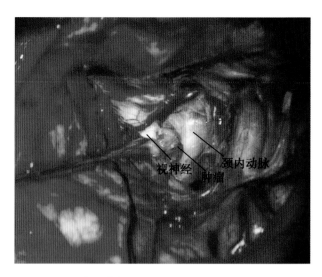

图 10-32　手术示意图

第三节　眉弓入路

病例8

　　病例资料：患者，男，35 岁，间断性意识丧失 1 个月。

　　术前诊断：右额星形细胞瘤。

　　手术过程：术前 MRI 检查示右额眶回占位，考虑为胶质瘤可能性大（图 10-33）。因肿瘤位置较低，故选择眉弓入路。小骨窗暴露术野，下界为眶上壁（图 10-34）。术中见皮质表面正常（图 10-35）。牵开额叶皮质，见眶回肿瘤，呈灰白色，质韧，血供中等，边界较清楚，全切肿瘤（图 10-36）。

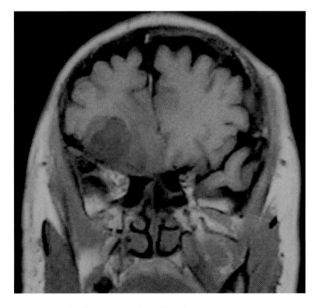

图 10-33　术前 MRI T1 加权像平扫

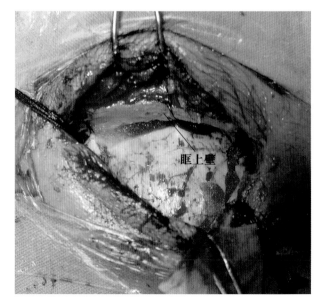

图 10-34　小骨窗

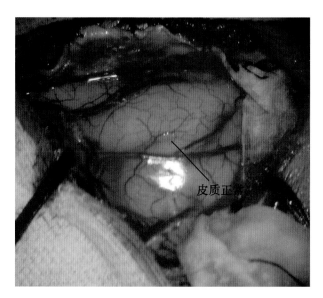

图 10-35 皮质正常

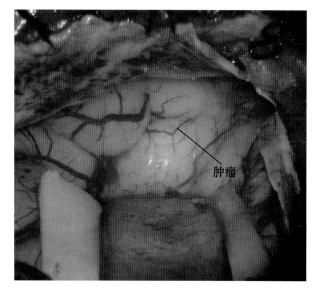

图 10-36 皮质下肿瘤

术后病理：少枝胶质细胞瘤。

术后回顾：眉弓入路指剃除患者的眉毛，不剃头，暴露额底小骨窗，暴露前颅底病变的手术入路。可用于胶质瘤、垂体瘤、颅咽管瘤、脑膜瘤、动脉瘤等的手术治疗。本例病变为额底眶回胶质瘤，眉弓入路具有良好的暴露视角。

病例9

病例资料：患者，女，50岁，入院前 5 个月内癫痫发作 2 次。

术前诊断：左额胶质瘤。

手术过程：术前 MRI 检查示左额底面占位，考虑为胶质瘤可能性大（图 10-37）。行眉弓入路，未剃眉，分离皮瓣过程中见眶上神经（图 10-38、10-39）。术中抬起额叶底面见灰红色肿瘤，血供丰富，边界不清，质地韧，沿肿瘤大概边界全切肿瘤（图 10-40）。

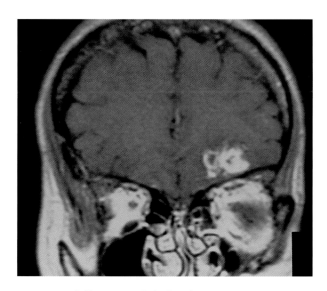

图 10-37 术前 MRI T1 加权像平扫

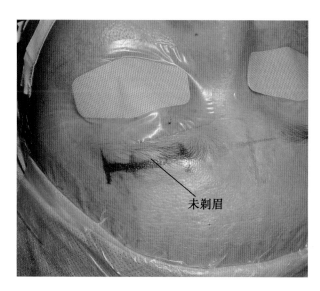

图 10-38 眉弓入路

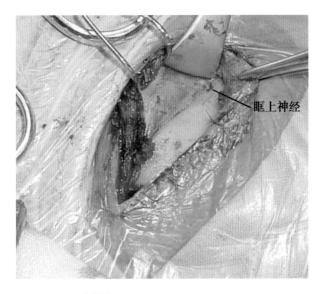

图 10-39　眶上神经

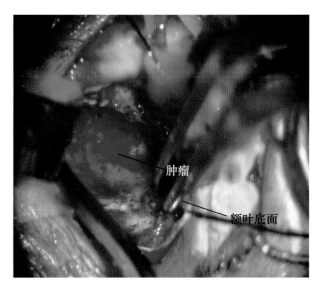

图 10-40　显露肿瘤

术后病理：间变星形细胞瘤。

术后回顾：本例为眉弓入路切除额叶底面胶质瘤。对于眉毛稀疏及年纪略大的患者，可以不剃眉，直接行眉弓上方手术切口。

病例10

病例资料：患者，男，38 岁，恶心、呕吐 17 天。

术前诊断：右额胶质瘤。

手术过程：术前 MRI 检查示肿瘤体积巨大，充满额叶，位置较低，接近前颅底，考虑胶质瘤可能性大（图 10-41）。行右侧眉弓入路（图 10-42），翻转硬脑膜，见灰红色肿瘤（图 10-43）。肿瘤血供丰富，边界不清，质地韧，分块全切肿瘤。切除后见大脑前动脉保护完好。术后 2 天切口见图 10-44。

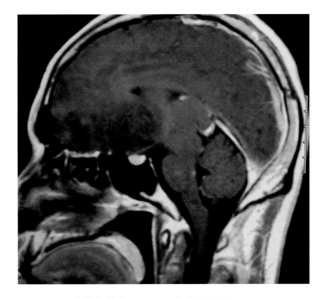

图 10-41　**术前矢状位 MRI T1 加权像增强**

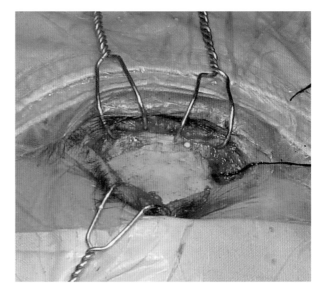

图 10-42　**眉弓入路**

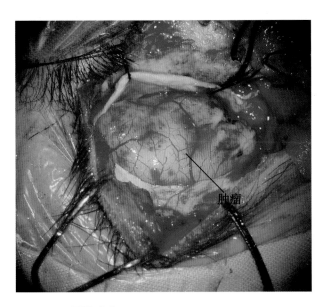

图 10-43 显露肿瘤

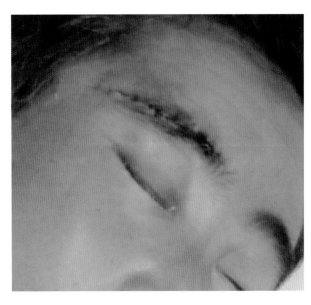

图 10-44 术后 2 天切口

术后病理：星形细胞瘤。

术后回顾：本例为额叶巨大胶质瘤，行眉弓入路小骨瓣切除。胶质瘤体积相对较软，小骨窗暴露后，虽见不到肿瘤全貌，但可分块切除肿瘤。启示：对于体积较大的胶质瘤，如位置相对较低，亦可经眉弓入路全切。

病例11

病例资料：患者，女，53 岁，头痛、头晕 3 年，双颞偏盲 4 个月。

术前诊断：鞍结节脑膜瘤。

手术过程：术前 MRI 检查示鞍结节脑膜瘤（图 10-45）。行右侧眉弓入路，逐步牵开额叶，显露肿瘤及右侧视神经（图 10-46）。见肿瘤呈灰红色，基底位于鞍结节及蝶骨平台，血供丰富，质地韧（图 10-47）。沿肿瘤基底逐步全切肿瘤。切除肿瘤后，见垂体柄及相关结构保护完好（图 10-48）。术后 2 天切口见图 10-49。

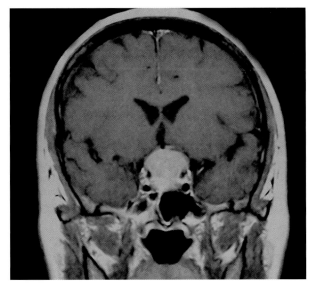

图 10-45 术前 MRI T1 加权像增强

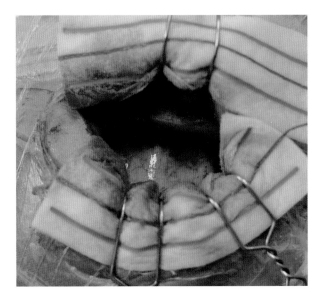

图 10-46 眉弓入路

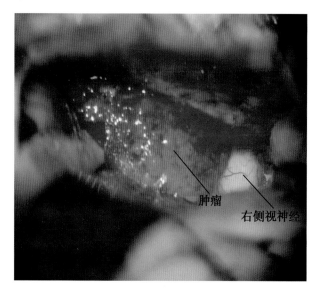

图 10-47　显露肿瘤

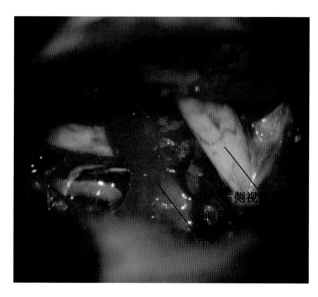

图 10-48　术区结构

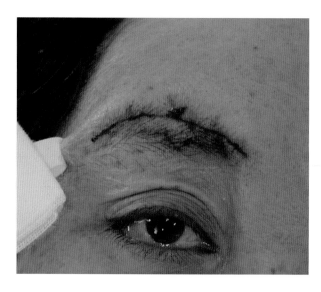

图 10-49　术后 2 天切口

　　术后病理： 内皮型脑膜瘤。

　　术后回顾： 鞍结节脑膜瘤的传统手术入路为冠切额下入路，近年来改进后有额外侧入路及眉弓入路。上述手术入路尽管皮切口不同，但其实暴露的额骨骨瓣相近，都是贴近前颅底，从第一间隙切除肿瘤。手术切口根据术者的习惯及患者的要求可灵活选择。眉弓入路是可供选择的入路之一，如娴熟运用，具有切口小、恢复时间快的特点。

第四节　小翼点入路

病例12

　　病例资料： 患者，男，40 岁，双眼视力下降 4 个月，伴无力、嗜睡。无多饮、多尿，无性功能减退。

　　术前诊断： 颅咽管瘤。

　　手术过程： 术前影像学检查示鞍上囊实性占位，有钙化，考虑颅咽管瘤（图 10-50、10-51）。行右侧小翼点入路，逐步显露颅底各神经及颈内动脉，见右侧视神经膨隆（图 10-52、10-53）。经第二间隙显露肿瘤，见表面钙化，有囊性实性成分（图 10-54），分块切除肿瘤，部分肿瘤与垂体柄粘连（图 10-55）。术后创口见图 10-56。术后 3 周复查 MRI，见双侧视神经及视交叉显示清晰（图 10-57）。

术后病理：颅咽管瘤。

术后回顾：翼点入路暴露的核心区域是以翼点为中心，磨除部分蝶骨嵴，显露颅底间隙的入路。小翼点实质同常规翼点入路一样，同样围绕翼点打开骨窗，只不过是要求更高，即切口及骨窗暴露得更准确，需有常规翼点入路的大量经验后方可熟练应用小翼点入路。颅咽管瘤的切除主要行经第二间隙，分块切除肿瘤，重点注意保护肿瘤后方的垂体柄。

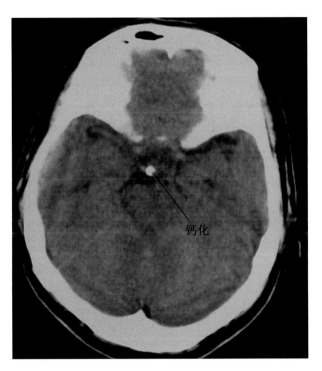

图 10-50　术前 CT 检查

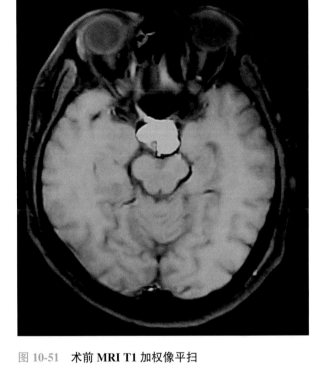

图 10-51　术前 MRI T1 加权像平扫

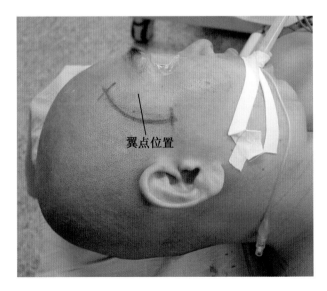

图 10-52　小翼点入路

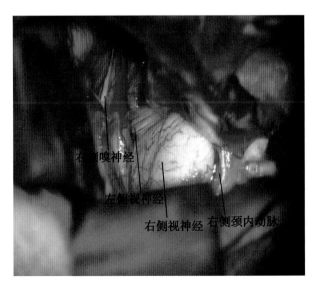

图 10-53　术区结构

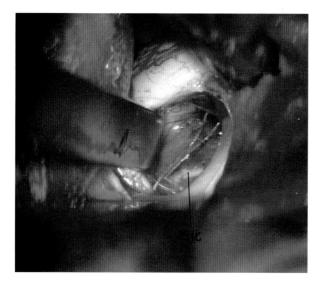

图 10-54　肿瘤钙化

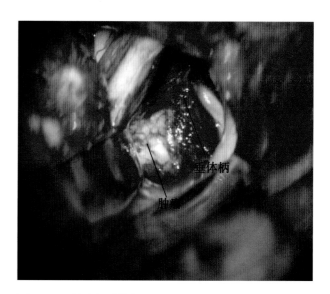

图 10-55　肿瘤与垂体柄

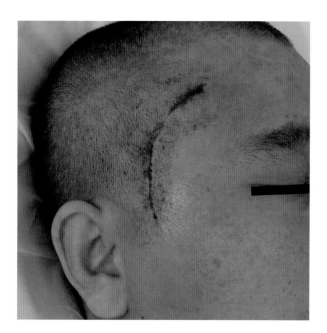

图 10-56　术后创口

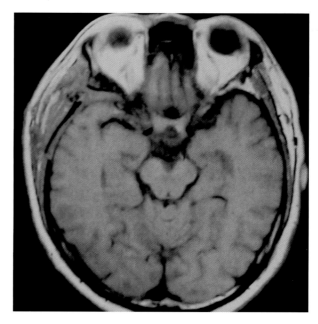

图 10-57　术后 3 周 MRI T1 加权像平扫

病例14

　　病例资料：患者，男，32 岁，头痛、视力下降 2 个月，管状视野。

　　术前诊断：颅咽管瘤。

　　手术过程：术前影像学检查示鞍区囊实性占位，向后上方生长，有钙化，考虑颅咽管瘤（图 10-58、10-59）。行右侧小翼点入路（图 10-60），小骨窗开颅，从第一间隙可见肿瘤，分别经第一、二间隙分块切除肿瘤（图 10-61）。术后复查 MRI 见肿瘤切除彻底（图 10-62）。

　　术后病理：颅咽管瘤。

　　术后回顾：本例小翼点骨窗略偏向额侧，即术中可从第一间隙及第二间隙分别处理肿瘤。鞍区手术为深方手术，通过调整显微镜的角度或调整手术床的角度，颅底可获得更多的角度。对鞍区结构的深刻认识及常规翼点手术的丰富经验是开展小翼点手术的必备条件。

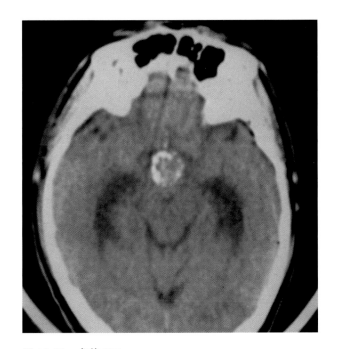

图 10-58　术前 CT

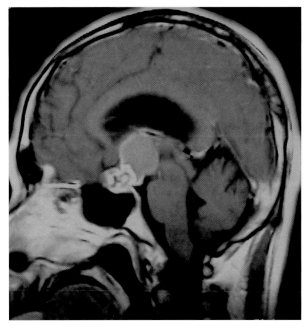

图 10-59　头部 MRI T1 加权像增强

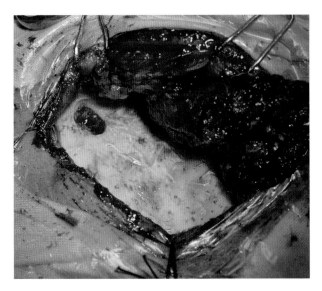

图 10-60　小翼点入路

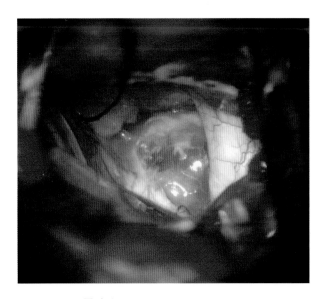

图 10-61　显露肿瘤

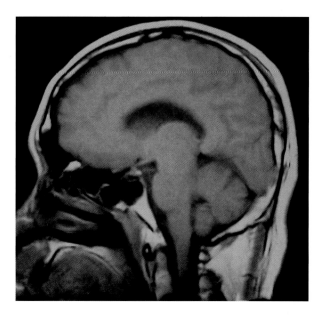

图 10-62　术后 MRI T1 加权像增强

病例15

病例资料：患者，女，39 岁，左眼视力下降 3 个月，无多饮、多尿。

术前诊断：左鞍旁脑膜瘤。

手术过程：术前 MRI 检查示左鞍旁脑膜瘤（图 10-63）。行左侧小翼点入路（图 10-64）。术中游离小骨窗并翻转硬脑膜，逐步显露颅底第一、第二间隙，主要从第一间隙切除肿瘤（图 10-65）。

术后病理：纤维型脑膜瘤。

术后回顾：小翼点可应用于鞍旁主要向一侧生长的脑膜瘤，可经第一、二间隙暴露病变。但脑膜瘤与颅咽管瘤有所不同，从第二间隙处理病变对颈内动脉干扰较大，故主要经第一间隙切除肿瘤。

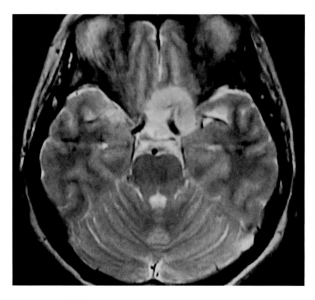

图 10-63　术前 MRI T2 加权像

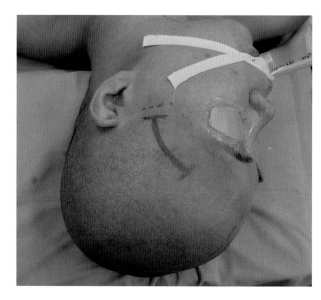

图 10-64　小翼点入路

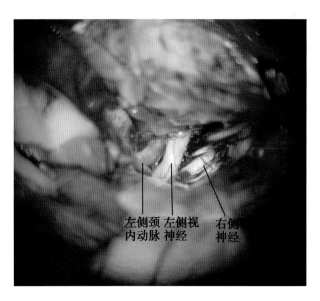

图 10-65　术区结构

病例16

病例资料：患者，女，41 岁，间断性头痛伴恶心、呕吐 3 个月。

术前诊断：左鞍旁占位，畸胎瘤？皮样囊肿？

手术过程：术前头部 CT 及 MRI 检查示左鞍旁信号不均匀占位，考虑胆脂瘤可能性大（图 10-66、10-67）。行左侧小翼点入路（图 10-68），暴露小骨窗，逐步抬起颞叶。见中颅底硬脑膜隆起（图 10-69），切开隆起包膜，见典型胆脂瘤表现，可见肿瘤内脂肪内容，分块全切肿瘤（图 10-70）。

术后病理：胆脂瘤。

术后回顾：小翼点入路可以暴露鞍旁结构，通过抬起颞叶，对鞍旁硬膜外病变有良好的暴露。熟悉解剖结构及准确打开骨窗是小翼点入路的关键。

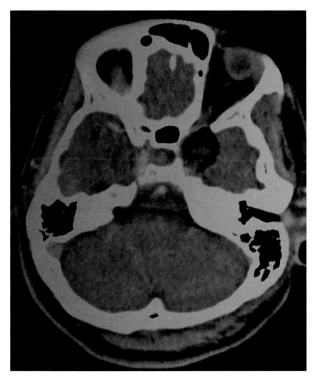

图 10-66　术前头部 CT 检查

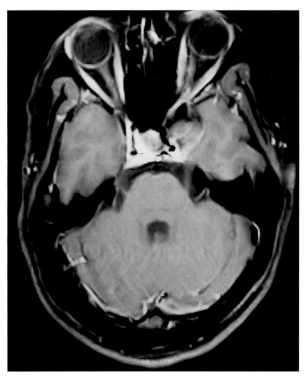

图 10-67　头部 MRI T1 加权像增强

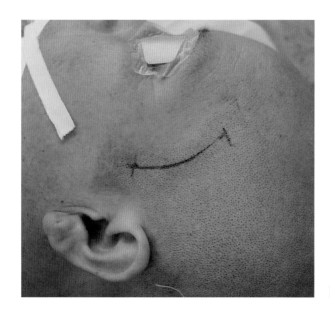

图 10-68 小翼点入路

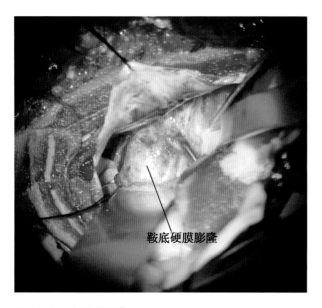

图 10-69 中颅底硬膜

鞍底硬膜膨隆

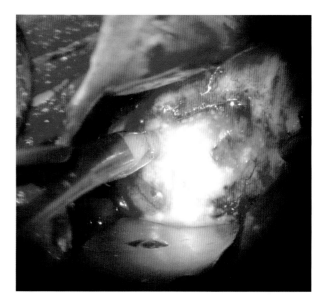

图 10-70 肿瘤内容物

第五节 脑沟入路

病例17

病例资料：患者，女，27 岁，头痛 2 年伴视物不清，眼底水肿。

术前诊断：右侧三角区占位，室管膜瘤？脑膜瘤？

手术过程：术前 MRI 检查示右侧三角区不规则占位，考虑三角区脑膜瘤可能性大，不能排除其他肿瘤（图 10-71）。行右侧三角区开颅（图 10-72），局部剃头，行脑沟入路，进入侧脑室（图 10-73）。见肿瘤呈灰红色，质地韧，与周围组织边界尚清，脉络丛血管迂曲增粗，分块全切肿瘤（图 10-74）。

术后病理：混合型脑膜瘤。

术后回顾：脑沟与皮质造瘘的区别在于脑沟入路是利用脑组织的自然间隙进入脑内深方切除病变，从理论上来说不损伤正常脑组织，但术后亦有一定的牵拉反应。对于特别大的病变或出血丰富的病变，亦需切除一定的脑组织。但笔者认为，脑沟入路术后脑组织牵拉的反应仍小于皮质造瘘，故仍提倡脑沟入路。

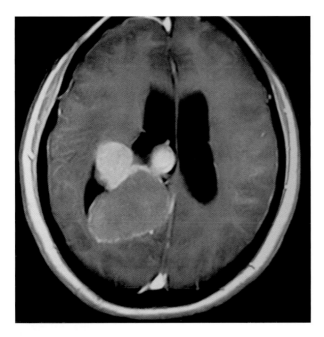

图 10-71 术前 MRI

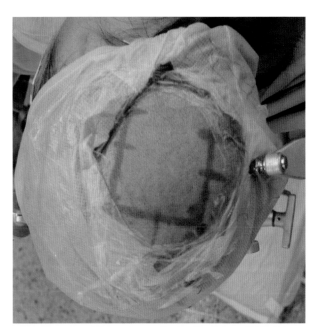

图 10-72 三角区入路

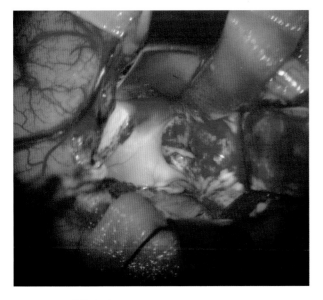

图 10-73 脑沟入路

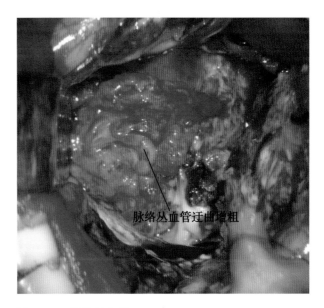

脉络丛血管迂曲增粗

图 10-74 脉络丛血管

病例18

病例资料：患者，女，36 岁，头痛 3 年伴恶心、呕吐、视力下降。

术前诊断：室管膜下巨细胞瘤？

手术过程：术前 MRI 检查示右侧室间孔不均匀增强占位（图 10-75）。行右额直切口（图 10-76），选择脑沟（图 10-77），剪开蛛网膜。沿脑沟向深方探查，进入侧脑室内，见肿瘤呈灰红色（图 10-78），质地软，血供丰富，边界较清楚，分块切除肿瘤。

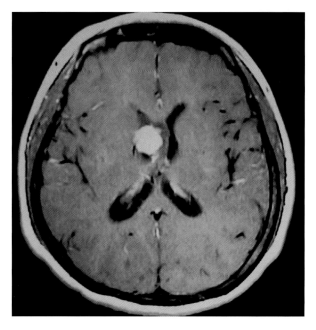

图 10-75　术前 MRI T1 加权像增强

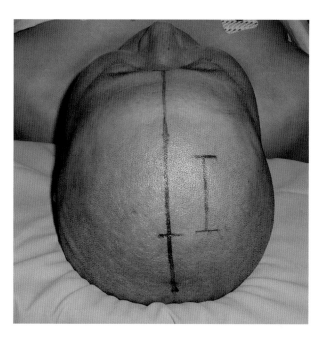

图 10-76　右额直切口

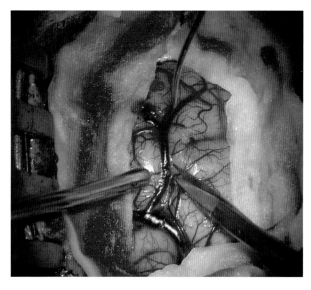

图 10-77　选择脑沟

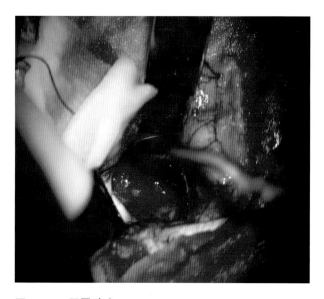

图 10-78　显露肿瘤

　　术后病理：原浆型星形细胞瘤。

　　术后回顾：侧脑室的病变以胶质瘤和室管膜瘤为主，位置深在。通过额部皮质脑沟入路，进入脑室深方，即可获得足够的手术暴露空间。额部头皮小切口，脑沟入路适合绝大多数侧脑室额角肿瘤的切除。

参考文献

1. Beseoglu K，Lodes S，Stummer W，et al．The transorbital keyhole approach：early and long-term outcome analysis of approach-related morbidity and cosmetic results．Technical note．J Neurosurg，2011，114（3）：852-856．

2. Beretta F, Andaluz N, Chalaala C, et al. Image-guided anatomical and morphometric study of supraorbital and transorbital minicraniotomies to the sellar and perisellar regions: comparison with standard techniques. J Neurosurg, 2010, 113 (5): 975-981.

3. Steiger HJ, Schmid-Elsaesser R, Stummer W, et al. Transorbital keyhole approach to anterior communicating artery aneurysms. Neurosurgery, 2001, 48 (2): 347-351.

4. Chao SC, Shen CC, Cheng WY. Microsurgical removal of sylvian fissure lipoma with pterion keyhole approach-case report and review of the literature. Surg Neurol, 2008, S1: 85-90.

5. Feng WF, Qi ST, Huang SP, et al. Surgical treatment of anterior circulation aneurysm via pterion keyhole approach. Di Yi Jun Yi Da XueXueBao, 2005, 25 (12): 1546-1551.

6. Cheng WY, Shen CC. Minimally invasive approaches to treat simultaneous occurrence of glioblastoma multiforme and intracranial aneurysm case report. Minim Invasive Neurosurg, 2004, 47 (3): 181-185.

7. Szmuda T, S Oniewski P, Szmuda M, et al. Quantification of white matter fibre pathways disruption in frontal transcortical approach to the lateral ventricle or the interventricular foramen in diffusion tensor tractography. Folia Morphol (Warsz), 2014, 73 (2): 129-138.

8. Choi JW, Jung S, Jung TY, et al. Modified trans-middle temporal gyrus approach for trigonal tumor to preserve visual field. J Korean Neurosurg Soc, 2011, 50 (6): 538-141.

9. Tu Z, Zheng S, Yuille AL, et al. Automated extraction of the cortical sulci based on a supervised learning approach. IEEE Trans Med Imaging, 2007, 26 (4): 541-552.

10. Nagata S, Sasaki T. The transsylvian trans-limen insular approach to the crural, ambient and interpeduncular cisterns. Acta Neurochir (Wien), 2005, 147 (8): 863-869.

11. Wright CD, Mathisen DJ. Superior sulcus tumors. Curr Treat Options Oncol, 2001, 2 (1): 43-49.

12. Garcia Sola R, Pulido P, Kusak E. Trans-fissural or trans-sulcal approach versus combined stereotactic-microsurgical approach. Acta Neurochir Suppl (Wien), 1991, 52: 22-25.